폭식 스스로 치료하기

이 책은 2006년 정부(교육인적자원부)의 재원으로 한국학술진흥재단의 지원을 받아 수행된 연구의 일환임(KRF-2006-331-E00203)

폭식 스스로 치료하기

Ulrike Schmidt · Janet Treasure 공저
김율리 · 강희찬 공역

**폭식증, 거식증, 다이어트
후유증으로 힘들어하는
여러분께 드리는 극복의 비결책!**

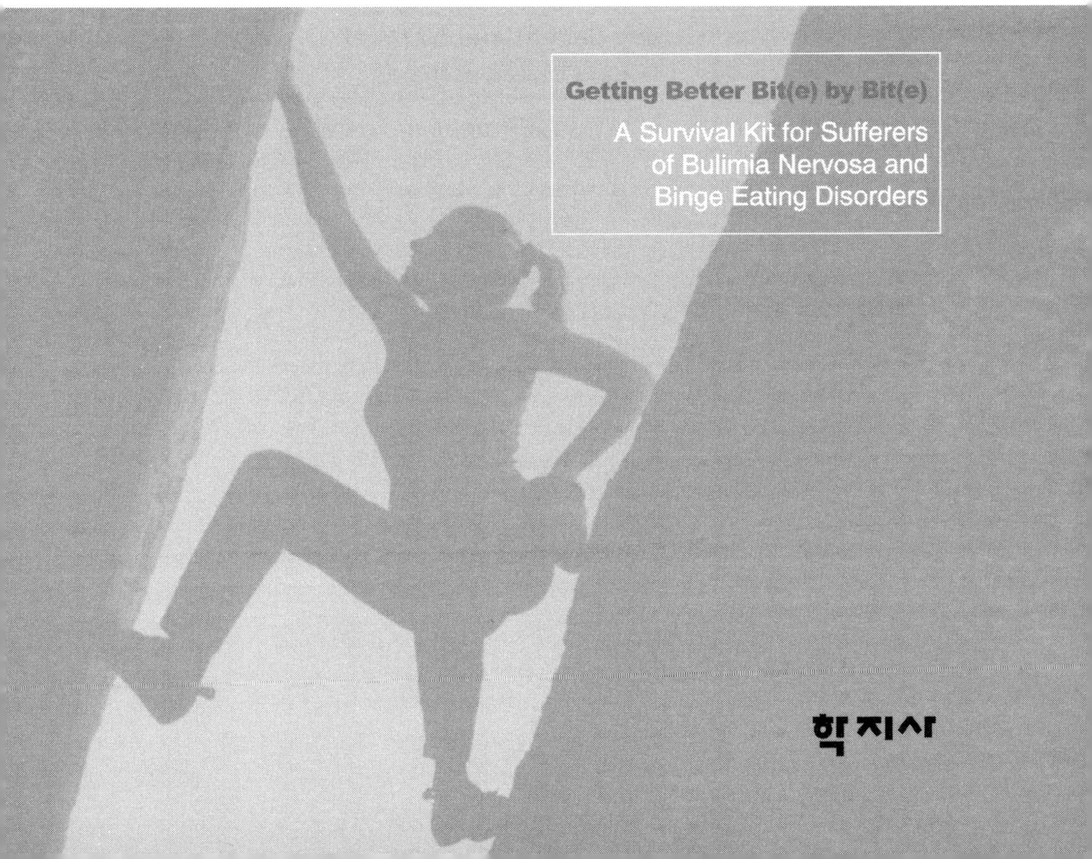

Getting Better Bit(e) by Bit(e)

by Ulrike Schmidt, Janet Treasure

역자의 글

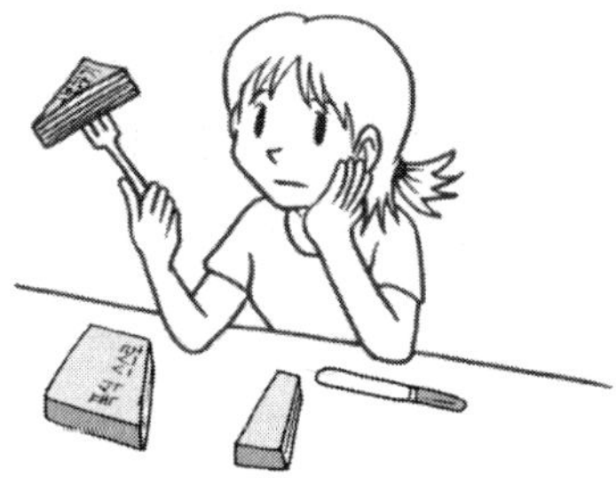

최근 우리나라 대중매체에서 식이장애(섭식장애, 식사장애 등의 용어도 흔히 사용되나 이 책에서는 편의상 식이장애로 통일함) 문제를 많이 다루지만, 뭔가 제대로 정보를 알려 주기보다는 식이장애에 대한 호기심만을 자극하는 경우가 많습니다. 우리나라의 경우 치료기관이 많지 않아서 이 병에 대해 제대로 된 치료를 받기가 어렵고, 가족은 어떻게 도움을 줘야 할지 몰라 막막해합니다. 일부 치료자도 병에 대해서 잘 모르다 보니 식이장애 당사자에게 그다지 동정적이지 못한 태도를 보임으로써 환자의 자책감과 외로움을 가중시키기도 합니다.

이 책은 런던 모슬리 병원에서 폭식증 환자의 치료 매뉴얼로 출간되어 세계 각국에서 폭발적인 인기를 얻었던 『Getting Better Bit(e) by Bit(e)』를 국내 실정에 맞추어 독자가 이해하기 쉽도록 옮긴 것입니다. 국내에서도 이미 역자들을 포함한 많은 분이 전문 섭식장애 클리닉에서 이 책을 사용해 왔습니다. 이런 전문 클리닉에서는 폭식증 문제를 극복하기 위한 다양한 심리치료 프로그램을 진행하고 있으며, 이 책에는 이들 전문 클리닉에서 다루는 폭식증 치료에 관한 핵심 주제가 집약되어 있습니다. 병에 대한 제대로 된 정보와 실제적이고 구체적인 조언을 얻고자 하는 수많은 환자가 이 책을 통해서 폭식 문제에 맞설 힘을 얻었고, 폭식과 연관되어 있는 삶의 다른 문제를 인식하고 다룰 수 있게 되었습니다. 또 치료를 받으려는 마음이 확고하지 않았던 환자도 이 책을 통해서 자신의 문제를 더 잘 이해할 수 있게 되었고, 치료를 시작해야 할지의 여부를 결정할 수 있게 되었습니다.

역자들은 그간 수많은 환자와 함께했던 경험을 토대로 이 책이 당신을 도와줄 것임을 확신합니다. 이 책은 당신에게 여정을 안내해 줄 지도를 제공하고 곳곳에 도사린 어려움을 가르쳐 드릴 것입니다. 이 책을 길잡이로 삼아 이제 떠나게 될 회복으로의 여행을 성공적으로 마치시길 바랍니다.

2008년 2월

역자들 씀

저자의 글

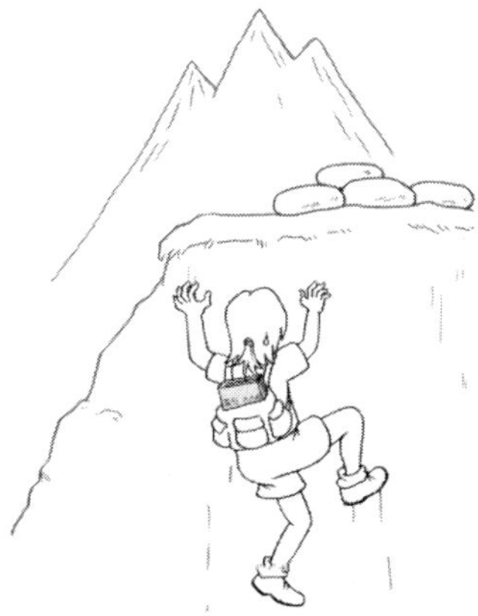

당신은 익숙한 폭식증이라는 안식처(테두리)를 벗어나는 것에 대한 아쉬움, 두려움, 희망 등 복잡한 심정일 것입니다. 폭식증으로 인한 심각한 신체적, 정신적인 위험을 느끼지 못하도록 연막이 쳐진 상태로 살아왔을 수 있습니다. 안락감을 느끼지 못하는 새로운 곳으로의 여행에 대해 당신은 두려움과 공포를 느낄 수도 있습니다. 이 책은 당신보다 먼저 식이장애 치료여행을 해 보았던 사람들의 이야기입니다. 책이 나오기까지는 모슬리 병원에서 치료 받았던 환자들의 도움이 컸습니다. 당신 혼자서 폭식증과 외롭게 싸우고 있다는 생각을 줄이고자 이 책에 그들의 이야기와 고통을 기록했습니다.

이 책은 당신이 치료의 여정에서 쉽게 휘말리는 자기패배적 사고에 빠지지 않도록 도와줄 겁니다. 이 책에는 회복의 여정을 따라가는 데 필요한 도구가 들어 있습니다. 이 책은 당신이 앞으로 만들 수 있는 변화를 보여 줄 것이며, 그럼으로써 폭식을 통해 얻었던 짧은 만족 대신에 더 나은 오랫동안 지속되는 만족을 느낄 수 있을 것입니다.

이 책을 통해 당신의 앞길에 있는 방해물을 예측할 수 있고, 뛰어넘을 수 있도록 미리 준비할 수 있을 것입니다. 운동을 시작하는 초기에 근육통을 느끼듯이 처음에는 불편을 느낄 수도 있지만 결국 더 튼튼해짐을 알게 될 것입니다.

처음부터 모든 사람이 성공적인 여행을 하는 것은 아닙니다. 때로는 원점으로 돌아가기도 하고 재발도 경험합니다. 하지만 이런 과정을 통해 배울 수 있습니다. 어떤 사람은 변화의 과정이 시간이 걸리고 힘도 들고 목표에 도달하기까지 여러 차례 재도전을 해야 하는 반면, 좀 더 쉽게 목표에 도달하는 사람도 있습니다.

회복까지 걸리는 시간은 사람마다 다릅니다. 평균 3개월가량 소요되지만 그 후에도 몇 년간은 폭식증이 재발되는 것은 아닌지 정기적으로 확인해야 합니다.

'난 안 돼. 모든 방법을 다 해 봤어. 내 문제는 너무도 심각해. 이 어려움을 넘기려면 혼자서는 안 되고 다른 사람의 도움이 필요해.' 라고 생각할 수 있습니다. 어떤 치료든 당신이 적극적으로 참여할 때에만 효과가 있습니다. 노력할수록 더 많은 것을 얻을 수 있습니다. 지금 시작한다면 더 좋습니다. 그러나 이 책을 읽었다고 문제가 저절로 개선될 것으로 기대해서는 안 됩니다. 엉망인 식습관을 고치기로 결심했다는 것만으로도 회복 여행의 중요한 첫발을 내디딘 것입니다. 여행의 종착역에는 자유로움, 향상된 자존감, 희망이 있을 것입니다.

주의할 점

폭식증 환자의 가족이나 애인은 환자에게 문제를 고치도록 노력하라고 합니다. 이 책은 당신이 진정 좋아지기로 결심했을 때만 도와줄 수 있습니다. 변화를 위한 준비가 되지 않았거나, 다른 사람을 위해 노력해 볼까 정도로 생각하는 경우라면 큰 도움을 주지 못합니다. 변화를 향한 당신의 동기를 평가하려면 손익계산서를 작성하여 항상 가지고 다니면서 병원에 갈 때마다 읽어 보세요. 손익계산서의 작성은 1장에 나와 있습니다.

앞으로 몇 주간 힘든 일을 수행해야 할 것입니다. 치료를 받아 보기로 결심했다 하더라도 흔들릴 수 있습니다. 이럴 때 마음을 다루는 가장 좋은 방법은 지나간 날에 얽매이지 말고 그날 그날에 최선을 다하는 것입니다.

당신은 이 책도 폭식하듯이 읽어 치우고 싶은 충동을 느낄지 모릅니다. 다시 말해 이 책을 빨리 읽어 버리고 나서 '다 알고 있는 내용이야.' 라며 방구석으로 던져 버리는 것이지요. 그러나 자신을 위해서 진심으로 노력하고자 한다면 그렇게 해서는 안 됩니다. 한 단원 한 단원을 천천히 소화시킬 것을 권합니다.

이 책이 도와줄 수 있는 것과 없는 것

이 책이 당신을 저절로 완치시킬 수는 없습니다. 그러나 당신을 더 나아지게 하여, 삶이 더 이상 폭식증에 지배되지 않게 할 수 있습니다. 이 책의 일차 목적은 식이장애의 원인을 이해시키는 것이 아닙니다. 원인은 한 가지가 아니고 복합적이기 때문에 정확히 파악하기 어려우며, 대개의 경우 여러 원인이 서서히 진행되면서 복잡하게 꼬이기 때문에 식이 문제가 발생합니다. 때로는 원인을 파악하는 것이 불가능할 수도 있습니다. 비정상적인 식이 문제가 어떻게 해서 생겼는지를 이해하는 것도 중요하지만, 원인을 이해했다고 해도 괴로움을 주는 식이장애 증상이 바뀌지 않을 수도 있습니다. 이 책의 목표는 비정상적인 식이장애의 증상을 개선시켜 당신이 삶에 대한 어느 정도의 통제권을 회복하는 것입니다. 일단 비정상적인 식습관이 개선되면, 그동안 수면 아래 감춰졌던 원인이 극명하게 드러나며, 그러한 원인을 없애 주기 위해 치료자의 도움을 받을지를 결정하기가 쉬워집니다.

더 읽을거리

Abraham, S., & Llewellyn—Jones, D. (1992). *Eating disorders—The facts.* Oxford: Oxford Medical Publications.

Buckroyd, J. (1989). *Eating your heart out. The emotional meaning of eating disorders.* London: MacDonald Optima.

Dana, M., & Lawrence, M. (1989). *Women's secret disorder. A new understanding of bulimia.* London: Grafton Books.

Duker, M., & Slade, R. (1990). *Anorexia and bulimia—How to help.* Milton Keynes: Open University Press.

French, B. (1987). *Coping with bulimia. The binge—purge syndrome.* Wellingborough: Thorsons Publishing Group.

Hollis, J. (1985). *Fat is a family affair. A guide for people with eating disorders and those who love them.* Center City, MN:Hazelden.

Lawrence, M. (ed) (1987). *Fed up and Hungry.* London: Women's Press.

Melville, J. (1983). *The ABC of eating. Coping with anorexia, bulimia and compulsive eating.* London: Sheldon Press.

Orbach, S. (1978). *Fat is a feminist issue.* London: Hamlyn Paperbacks.

Orbach, S. (1984). *Fat is a feminist issue 2.* London: Hamlyn Paperbacks.

Roche, L. (1984). *Glutton for punishment. A personal story of the bingeing/starving syndrome.* London: Pan Books.

Singh, J., & Rosier, P. (1990). *No body's perfect. Dealing with food problems.* Dublin: Attic Handbooks.

차 례 contents

chapter 03

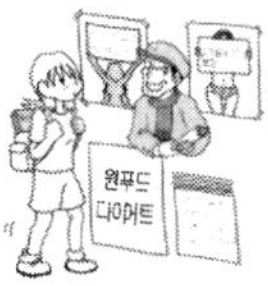

다이어트: 건강의 적신호 • 49

chapter 04

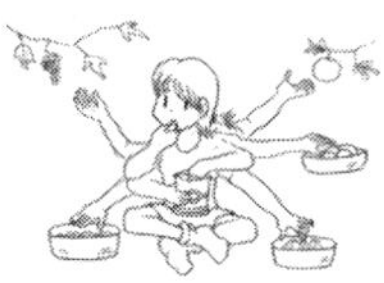

폭식, 심한 주전부리, 습관적 과식 • 69

chapter 05

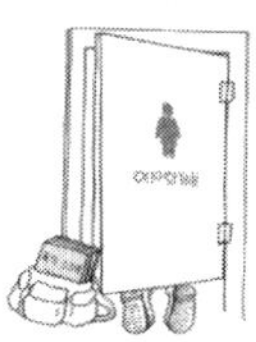

체중 조절법: 꿩 먹고 알 먹고 할 수 없다 • 83

chapter 06

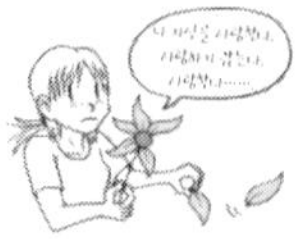

chapter 07

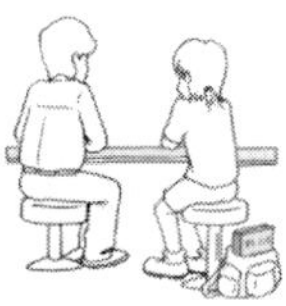

chapter 08

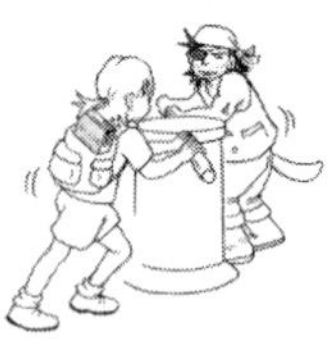

chapter 09

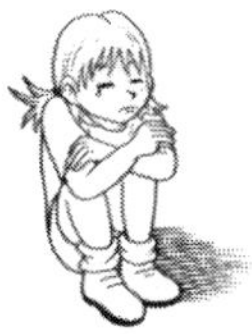

어린 시절의 상처 • 135

chapter 10

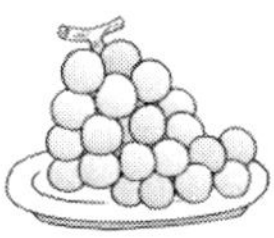

폭식 이면에 감춰진 생각 • 155

chapter 11

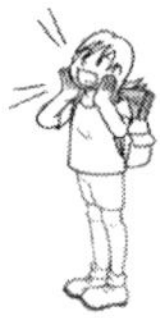

chapter 12

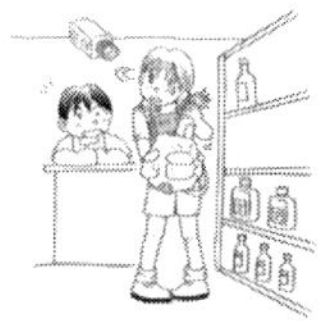

chapter 13

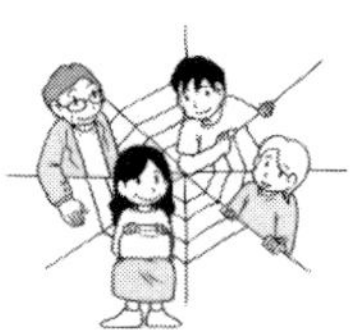

chapter *14*

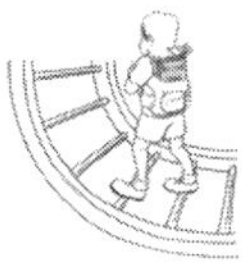

chapter *15*

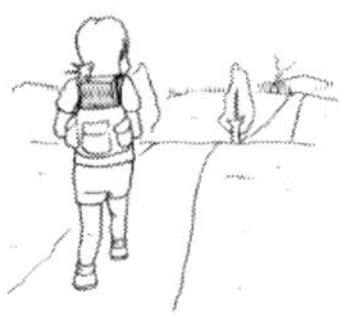

chapter **01**

앞으로 갈 길

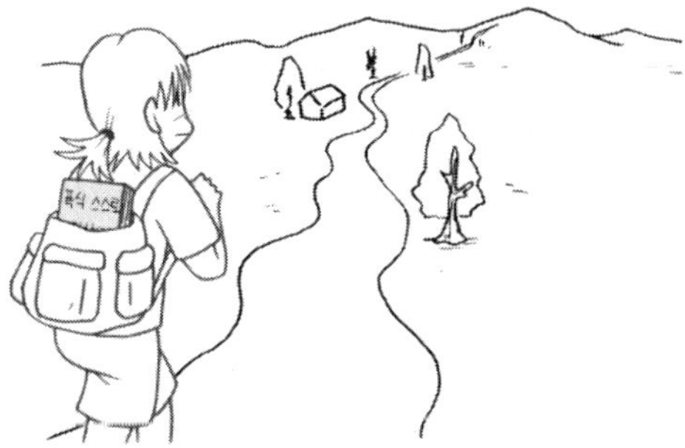

내가 폭식증인가요

많은 사람이 과식이나 폭식으로 인해 어려움을 겪고 있습니다. 과식이나 폭식 문제는 마른 사람, 보통 체중인 사람, 뚱뚱한 사람 모두에게 있을 수 있습니다. 이 책은 이 모든 사람들을 위해서 쓰였습니다. 자신이 폭식증인지 잘 모르겠다면 〈표 1-1〉의 질문에 점수를 매겨 보세요.

심각도가 5점 이상이면, 현재 식이장애일 가능성이 상당히 높습니다. 15점 이상이면 식이장애와 관련된 비정상적인 생각과 태도가 많고 이 때문에 괴로워하는 경우입니다.

〈표 1-1〉 에딘버러 폭식 점검표

질문	점수
1. 하루의 식습관이 규칙적입니까? 예=0, 아니요=1	______
2. 다이어트를 엄격하게 합니까? 예=1, 아니요=0	______
3. 다이어트 계획을 한 번이라도 어길 경우 실패했다고 생각됩니까? 예=1, 아니요=0	______
4. 다이어트 중이 아닐 때도 늘 음식의 칼로리를 계산해 먹습니까? 예=1, 아니요=0	______
5. 하루 종일 굶는 단식을 해 본 적이 있습니까? 예=1, 아니요=0	______
6. 했다면, 몇 번인가요?	______
1회 = 1; 가끔 = 2; 일주일에 1회 = 3; 일주일에 2~3회 = 4; 하루걸러 한 번꼴 = 5	______
7. 다음 중 체중을 줄이고자 사용해 본 방법을 모두 체크하세요.	______
(1) 다이어트 알약	
(2) 이뇨제	
(3) 설사약	
(4) 구토	
전혀 없음 = 0; 가끔 = 2; 일주일에 1회 = 3; 일주일에 2~3회 = 4; 매일 = 5; 하루에 2~3회 = 6; 하루 5회 이상 = 7	
(1)~(4) 의 질문 각각에 답한 후 모두 합산하세요.	______
8. 식습관 때문에 일상생활이 심하게 망가진다고 생각하나요? 예=1, 아니요=0	______
9. 음식이 당신의 생활을 지배하나요? 예=1, 아니요=0	______
10. 배가 불러 괴로울 때까지 먹은 적이 있나요? 예=1, 아니요=0	______
11. 온통 음식 생각만 하면서 지낼 때가 있나요? 예=1, 아니요=0	______
12. 남 앞에서 분별 있게 먹는 척 가장한 적이 있나요? 예=1, 아니요=0	______
13. 그만 먹고자 할 때 언제라도 멈출 수 있나요? 예=0, 아니요=1	______
14. 끝없는 식욕에 압도당할 때가 있나요? 예=1, 아니요=0	______
15. 불안할 때면 많이 먹곤 하나요? 예=1, 아니요=0	______
16. 살찔 것 같은 두려움으로 공포스러운가요? 예=1, 아니요=0	______
17. 식사 때가 아닌데도 아주 많은 양을 한꺼번에 먹은 적이 있나요? 예=1, 아니요=0	______
18. 당신의 식습관이 창피한가요? 예=1, 아니요=0	______
19. 먹는 양을 조절할 수 없어서 걱정되나요? 예=1, 아니요=0	______

20. 위안거리로서 음식을 찾나요? 예=1, 아니요=0 ______
21. 음식을 남긴 채 식사를 마칠 수 있나요? 예=0, 아니요=1 ______
22. 다른 사람에게 당신이 얼마나 먹었는지를 속이나요?
예=1, 아니요=0 ______
23. 배고픔을 느끼는 정도에 따라 먹는 양이 달라지나요?
예=0, 아니요=1 ______
24. 폭식한 적이 있나요? 예=1, 아니요=0 ______
25. 폭식한다면, 폭식 후 비참함을 느끼나요? 예=1, 아니요=0 ______
26. 폭식한다면, 혼자 있을 때만 그러나요? 예=1, 아니요=0 ______
27. 폭식한다면, 얼마나 자주인가요? ______
거의 안 함 = 1; 한 달에 1회 = 2; 일주일에 1회 = 3;
일주일에 2~3회; 매일 = 5; 하루에 2~3회 = 6
28. 폭식 충동이 들면 거기에 따라 무슨 일이라도 하나요? 예=1, 아니요=0 ______
29. 과식한 후 죄책감을 심하게 느끼나요? 예=1, 아니요=0 ______
30. 몰래 먹곤 하나요? 예=1, 아니요-0 ______
31. 자신의 식습관이 정상이라고 생각하나요? 예=0, 아니요=1 ______
32. 자신을 강박적으로 먹는 사람이라고 생각하나요? 예=1, 아니요=0 ______
33. 일주일에 2kg 이상의 체중변화가 있나요? 예=1, 아니요=0 ______

출처: M. Henderson & C. P. L. Freeman (1987). *British Journd of Psychiatry, 150*, 18–24.

이 책을 어떻게 활용할 것인가

많은 사람처럼 당신도 책을 대충 훑어본 후 끌리는 제목부터 읽는 습관이 있을 수 있습니다. 이 책을 그렇게 사용하는 것을 막을 수는 없지만, 책을 시작하기 전에 반드시 알아 두어야 할 것이 있습니다. 1장부터 6장까지가 핵심적인 부분으로 비정상적 식습관을 바꾸는 데 필요한 모든 단계를 가르쳐 줍니다. 따라서 한 번에 1장부터 6장까지 읽는 것이 좋고, 읽는 순서는 당신이 정해도 됩니다. 이 장들을 읽음으로써 폭식증을 이겨 내기로 결심한 것이 잘한 일임을 알게 될 것이며, 변화할 준비를 할 수 있게 될 겁니다.

식이 문제에 더해 과체중 문제가 있다면, 처음에 읽을 부분에 7장을 추가하면 됩니다.

8장부터 14장까지는 식이장애에 관련된 문제에 초점을 맞추었습니다. 몇 주간 이 부분을 원하는 순서대로 천천히 읽으세요. 이들 부가적인 장의 목표는 당신 삶의 여러 부분에서 어려움을 주는 문제점이 있다면, 이 문제들과 발병에 기여한 요인이나 극복에 장애가 되는 요인 간의 관련을 이해하도록 하는 데 있습니다.

술이나 약물을 남용한다면 초기에 12장을 읽으세요. 술과 약물은 식이 조절을 어렵게 만들기 때문에 조기에 극복해야 합니다. 12장을 통해 (1) 술/약물 문제의 심각성을 평가하고, (2) 어떻게 대처할지에 관해 도움을 받을 수 있을 것입니다.

1단계

여행을 떠날 준비가 되었나요?

출발 전에, 핵심 정보가 담긴 부분인 2장부터 6장까지를 읽고 파악하는 것이 아주 중요합니다.

2, 3, 4, 5, 6장을 읽으세요. 처음부터 지시내용을 완벽히 수행하려 하기 보다는, 그냥 편하게 읽고 또 읽어 충분히 이해해서 당신 것으로 만드세요. 자, 이제 여행을 떠날 준비가 되었나요?

• 당신 자신만을 위해 생각할 시간을 마련해서 폭식증 손익계산서를 작성해 봅시다.

우선, 큰 백지의 가운데를 길게 나누어 양쪽 칸으로 구분하세요. 왼쪽 칸의 맨 위에 '폭식증을 떨쳐 버려야 하는 이유' 라고 적고, 오른쪽 칸에는 '폭식증에 머물러 있어야 하는 이유' 라고 적으세요. 당신의 마음 한편은 폭식증의 악순환에서 벗어나기를 필사적으로 원하는 반면, 다른 한편으로는 익숙해진 행동을 벗어나기 두려운 중요한 이유가 있을 것입니다. 사람의 기억력에는 한계가 있기 때문에 이 모든 생각이나 이유를 한꺼번에 미릿속에 기억하는 것은 불가능하며, 때로 당신이 처한 입장이 다른 쪽으로 바뀔 수도 있습니다. 손익계산서는 당신이 생각을 체계적으로 정리하게끔 도움을 줄 것입니다. 손익계산서 쓰기를 일주일간 계속하세요. 그 후로도 쓴 것을 매일 읽고 새로운 생각을 추가하세요.

생각을 구체화하기 위해 각 칸을 네 부분으로 나누고 각 부분의 시작에는 다음과 같이 적습니다.

1. 나에게 실질적 이득과 손실
2. 다른 사람에게 실질적 이득과 손실
3. 나에게 정서적 이득과 손실(인정 혹은 비난)
4. 다른 사람에게 정서적 이득과 손실(사회적 인정 혹은 비난)

다음 사람이 작성한 예를 통해 자신의 손익계산서를 작성하는 데 도움을 받을 수 있을 겁니다. 일부 내용은 당신 생각과 같을 수 있고, 당신 표에 쓰고 싶은 내용일 수도 있습니다. 하지만 자신만의 이유를 찾아보고 가능한 한 구체적으로 적어 보세요. 이 표를 일주일 내내 마음에 담아 두면, 다른 일을 하다가도 새로운 생각이 갑자기 떠오를 수 있을 겁니다.

폭식증 손익계산서

폭식증을 버려야 하는 이유

1. 나에게 실질적인 이득
- 늘 피곤하고 기분 나빠 있지 않겠지.
- 치아가 더 이상 나빠지지 않겠지.
- 활기 있고 건강해 보이겠지.
- 위장을 강제로 혹사시키지 않으니 소화기관이 정상적으로 기능하겠지.
- 신체가 손상에서 회복되기 시작하겠지.

2. 다른 사람에게 실질적인 이득
- 가족, 친구와 좀 더 많은 시간을 보낼 수 있고, 함께 식사하는 것을 피하지 않아도 될 거야.
- 룸메이트가 냉장고가 텅 빈 걸 보지 않아도 되겠지.
- 그이와의 사랑에도 좀 더 로맨틱하게 반응할 수 있을 거야.
- 구토하지 않는다면 이젠 그와 키스할 수 있겠지.
- 덜 예민하고, 덜 무뚝뚝해지겠지.
- 직장에서도 일에 집중할 수 있게 되고 인정받게 되겠지.

3. 나에게 주는 인정
- 뭘 얼마나 먹었는지 더 이상 거짓말하지 않아도 되겠지.
- 구토나 설사약 먹은 것을 거짓말하지 않아도 되겠지.
- 이젠 뭔가 제대로 된 일을 해낼 수 있을 거야.

4. 사회적인 인정
- 더 이상 부모님은 딸이 죽을까 봐 걱정하지 않으셔도 되겠지.
- 친구들은 내 인생이 망가지는 것을 보지 않아도 되겠지.
- 더 이상 부모님/친구/애인은 폭식증으로 힘들어하는 나로 인해 수치스러워하지 않아도 되겠지.
- 직장에서는 건강하고 유능해 보일 거야.
- 궁색한 변명 없이 여러 사회생활에 참여할 수 있겠지.

변화로 인한 손실

1. 나에게 구체적인 손실
- 식사 때마다 겁이 날 거야.
- 배가 불러 불쾌할 거야.
- 조금만 먹어도 배가 나올 거야.
- 먹은 다음 날은 눈두덩이나 발목이 부을지도 몰라.
- 체중을 재면 놀라 버릴 거야.

2. 다른 사람에게 실제적인 손실
- 부모님/남편으로부터 많은 도움과 지지가 필요할 거야.
- 기분 변화는 더 심해지겠지.

3. 나에게 받는 비난
- 너무 힘들어 결국 실패할 거고 그럼 더 안 좋아지겠지.
- 어떤 것도 스스로 통제할 수 없다고 생각될 거야.
- 불안정해지고 비참해지고 두려워질 거야.
- 내 자신과 몸이 싫어지고 말 거야.

4. 사회적으로 받는 비난
- 사람들은 더 이상 나를 체중을 잘 관리하는 사람으로 여기지 않을 거야.
- 솔직해진다면 부끄러움과 죄책감 때문에 더 퉁명스럽고 거칠어질 거고, 그럼 다른 사람과의 관계가 나빠질 거야.

이상의 네 부분을 분명히 구별할 수 없다고 해도 걱정할 것 없습니다. 이렇게 구분한 것은 단지 생각을 체계적으로 하게끔 도와주기 위함이니까요. 네 부분 간에는 공통된 부분도 상당수 있을 것입니다. 대체적으로 칸을 맞게 정했다면—즉, 장점과 단점 부분—어느 부분에 자세하게 해당되는지는 중요하지 않습니다.

일단 손익계산서를 다 만들었다면, 쓴 목록을 훑어보고 매 항목에 1~10점을 매겨 보세요. (10 = 매우 중요한 이유; 1 = 약간 중요한 이유)

미래로의 여행

이제 다음을 따라 해 봅시다. 앞서 작성한 손익계산서가 도움이 될 것입니다.

폭식증 극복이 불가능하다고 결론을 내렸다면, 5년 후의 자신을 상상해 보세요. 여전히 당신은 폭식증 상태입니다. 모든 것이 나빠져 있습니다. 손익계산서에서 예상했던 부정적인 결과는 모두 사실이 되었습니다. 당신은 한계를 느낍니다. 이제 당신은 한동안 연락이 끊겼던 외국으로 간 친한 친구에게 편지를 쓰기로 했습니다. 그녀는 당신을 걱정하는 친구이고, 얄팍한 거짓말에 속는 사람이 아니며, 귀국해서 당신을 만나면 모든 사실을 알게 됩니다. 과거에도 당신에게 도움이 필요할 때 그 친구는 물심양면으로 도와 주었습니다. 지금 당신은 자신이 처한 어려움을 친구에게 모두 다 털어놓을 수 있고 그래야만 합니다.

5년 후의 당신이 친구에게 편지를 쓰는 데 고려해야 할 몇 가지 지침이 있습니다.

- ✔ 5년 후의 체중은 얼마인가요?
- ✔ 어떤 합병증이 생겼을까요?
- ✔ 직업은 무엇인가요?
- ✔ 어디에서 누구와 살고 있을까요?
- ✔ 누가 친구로 남아 있나요?
- ✔ 결혼은 했나요? 아이는 있나요?

가능한 한 현실적이 되어 현재형으로 편지를 써 나가세요. 폭식증으로 고생하고는 있지만 당신처럼 이제 여행을 떠날 준비를 하고 있는, 다른 사람이 쓴 편지가 있습니다.

수연이에게

네가 내년에 돌아오길 기다리고 있어. 네가 왔을 때, 그동안 내게 무슨 일이 있었는지를 알 수 있도록 내가 처한 상황을 고백해야 할 것 같아. 다소 안 좋은 소식이라 걱정은 되지만, 이야기를 들어줄 수 있는 사람은 너뿐이라고 생각해. 과거처럼 네가 나를 도울 거라고 여기고, 좋은 시절이 있었듯이 그런 때가 다시 오리라 믿어.

내 폭식증은 벌써 15년째 지속되고 있어. 체중은 48kg에서 68kg 사이를 넘나들어. 지금은 50kg을 조금 넘지만 여전히 나는 행복하지 않아.

예전만큼 구토가 생활에 영향을 줄 정도는 아니지만 계속되고, 여전히 식사를 심하게 제한하고 있어. 내 하루는 먹을 것과 관련된 생활이 전부야. 아침에 깨어나면 전날 밤 폭식한 흔적이 있는데도 도통 기억이 나지

앓는 경우도 있어. 건강은 심각하게 나빠져 버렸어. 치아가 부식되어 여섯 개는 덮어씌웠고 나머지 치아도 찬 것을 먹으면 심하게 시려. 지난 여름에는 신장결석으로 입원했었어. 체외충격파 쇄석술을 받았지. 몇 주 동안 소변에 피가 섞여 나왔어. 예전보다 변비약을 사용하는 횟수나 사용량이 많이 늘었어. 한곳에서 변비약을 많이 팔지 않으니까 여러 군데 사러 다니느라 하루를 모두 허비하기도 해.

지난 2년 동안 일을 거의 못했어. 지금은 다가구 주택의 방 하나에 세 들어 살고 있어. 사귀던 진호가 4년 전 나를 떠난 후로 대인 관계는 거의 없어졌어. 요즘에는 미현이와 재석이하고만 연락하고 지내. 그 애들은 가끔 전화를 해 주고 나를 초대해 주기도 해. 때때로 기분이 심하게 처지고 이런 고통을 끝내고자 죽어 버릴까 하여 절망적이 되기도 해. 죽을 용기도 없는 겁쟁이이기도 하지만, 죽은 다음에 누가 내 방이나 물건을 볼까 봐 두려워서 그렇게도 못 할 것 같아. 냉장고에 가득한 먹다 남은 음식, 가게에서 훔쳐와 사용하지 않고 모아 둔 액세서리를 남이 보게 되면 수치스러울 거야. 수집과 청결에 대한 집착이 너무 심해졌어.

하지만 이 모든 것에도 불구하고 한줄기 희망이 있어. 5년 전 내게 폭식증을 극복하도록 손을 내밀었던 너를 기억해. 당시에는 변하는 것이 너무 어렵고 자신이 없었어. 이제 더 이상 다른 길은 없다는 것을 알았어. 지금이라도 네가 내밀었던 친절한 도움의 손길을 받아들이고 싶어.

내가 변화를 위한 첫발로 네게 편지를 썼음을 기뻐해 주었으면 해.

2008년 1월 25일

너의 영원한 친구 정미가

- ✓ 이제, 자신의 편지를 써 보세요. 그런 후에 주의 깊게 읽어 보세요. 진정 당신의 미래가 편지의 내용처럼 되길 바라나요?
- ✓ 두 번째 편지를 써 보세요. 이 편지는 당신이 폭식증을 극복했다고 가정하고 5년 후 어떻게 지낼지를 상상하면서 써 보세요. 이번에 당신은 성공적으로 폭식증을 조절했습니다. 진정 당신이 달성하고 싶은 미래는 그러한 삶이라고 생각하나요?

나아가기로 결심하기

변할 것인지, 계속 폭식증 상태로 있을 것인지는 전적으로 당신에게 달렸습니다. 그 결정은 한 번 한다고 끝이 나는 것이 아니고 앞으로도 일이 있을 때마다 결심을 반복해야 합니다. 당신을 후퇴시키려는 강한 힘이 있을 겁니다. 인간이기에 시행착오를 할 수 있고 실수할 수도 있습니다. 하지만 역시 인간이기에 실수에서 배울 수 있습니다.

다른 사람의 도움 받기

혼자서 헤쳐 나가는 것은 힘들고 외로운 일입니다. 때로는 가족이나 친구에게 도움을 얻는 것이 좋습니다. 가족은 당신이 미처 생각하지 못했던 아이디어로 도울 수 있습니다. 가족이나 친구와 협력해야 할지 확신이 서지 않는다면 13장을 보세요. 그럼 그들과의 협력이 치료에 도움이 될 것인지, 어떤 식으로 협력하는 게 가장 좋을지,

또 도움을 받아야 할 타당한 이유가 무엇인지 알 수 있을 것입니다. 누구에게 도움을 요청할지 결정해야 합니다. 가장 가까운 사람인가요? 아니면 많은 시간을 함께 보내는 사람인가요?

이상에 대한 결정에 어려움이 있다면 〈표 1-2〉에 나와 있는 질문을 이용해 도움을 받으세요.

〈표 1-2〉 조력자 평가 질문지

OO는 당신에게 지지적인가요? 다음 질문에 대답해 보세요.	점수
1. OO에게 당신의 어려움을 말하는 게 쉬운가요? 매우 쉽다(5점); 대체로 쉽다(4점); 잘 모르겠다(3점); 대체로 어렵다(2점); 매우 어렵다(1점)	____
2. OO는 당신의 식습관을 비난하거나 쉽게 화를 내나요? 늘(1점); 자주(2점); 때로(3점); 드물게(4점); 전혀(5점)	____
3. 잘 진행되지 않을 때도 OO와 상의할 수 있나요? 물론(3점); 불확실(2점); 절대로 못 함(1점)	____
4. OO는 당신이 도움이 필요할 때 곁에 있을 것이라고 믿을 수 있나요? 물론(5점); 확실히(4점); 아마도 그럴 것(3점); 아마도 아닐 것(2점); 확실히 아님(1점)	____
5. 당신이 폭식증을 극복한다면, OO는 뭐라고 할까요? (a) 아마도 이를 위협으로 생각하고 예민하게 느낄 것 같다 (0점). (b) 내가 삶에서 독립적이 되고, 성공하는 것에 대해 질투를 느낄 것 같다 (0점). (c) 잘 모르겠다(1점). (d) 나의 변화에 대해 매우 기뻐할 것 같다(2점).	____
6. OO와 얼마나 연락하나요? 적어도 1주일에 1회(3점) 적어도 2주일에 1회(2점) 적어도 1개월에 1회(1점) 1개월에 1회 미만(0점)	____

〈총점〉

점수분석 *19~23점: 당신은 가까이에 기꺼이 도와줄 사람이 있는 행운아입니다. OO에게 식이 장애를 극복하게끔 도와달라고 분명히 요청하세요.

*12~18점: OO가 당신을 지지해 줄지 확실치 않습니다. 도움을 요청했을 때 뭐라고 할지 당신도 잘 모르고 있을 수 있습니다. OO를 잠재적 지지자로 두되 성급히 부탁하지는 않는 것이 좋을 겁니다. 만약 OO를 잘 안다면, 이 점수는 OO가 당신에게 미온적으로 반응하는 것을 의미하므로, 다른 사람을 고려해 보는 게 나을 겁니다.

*4~11점: 다른 사람을 찾거나 혼자 하는 게 좋습니다.

다른 사람에게 도움을 요청하는 것은 어렵습니다. 조력자에게 원하는 바를 구체적이고 직접적으로 요청하세요. 아마 그들도 이 책을 읽어 보아야 할 겁니다.

섭식 문제가 있는 사람을 돕는 일은 어려운 일입니다. 앞으로의 어려움을 예감하고 당신의 요청을 거절할 수도 있습니다. 당신은 이런 상황을 예상해야 합니다. 그건 거절이 아니라 현실적인 문제일 따름입니다. 어떤 사람은 식이장애가 무엇인지 잘 모른 채 당신을 도와주려 했다가 곧 어려움에 부딪힐 것입니다. 당신은 이런 상황도 예측해야 합니다. 이것도 거절이 아니라 현실입니다.

주변에 어려움을 이해하고 도와줄 사람이 있다면 당신은 행운아입니다. 함께해 가는 과정이 쉽지 않을 테지만 잘 진행된다면, 당신과 조력자 모두에게 큰 기쁨과 보상을 안겨 줄 것입니다. 얼마나 도움을 받을지는 함께 결정하세요. '조력자'와 1주일에 15분 정도 시간을 정해 진행상황을 검토하고 새로운 목표를 정하세요. 우리가 이 책에서 제시하는 방법을 '조력자'에게 알려 주고 함께 시행해 볼 수도 있습니다.

신뢰는 어려운 주제입니다. 식이장애를 가진 사람의 특징인 감추려는 성향은 다른 사람에게 의구심이나 불신을 불러일으킬 수 있습니다. 이에 관해 조력자와 이야기하세요. 당신이 의심스럽거나 불안하게 여겨질 때면 알려 달라고 하세요. 당신에 대해서 걱정되는 점을 말해 달라고 요청하세요. 모욕하거나 화를 내기보다는 직접적이고 있는 그대로를 이야기해 달라고 하세요. 예를 들어, 그들이 다음과 같이 말할 수 있습니다. "넌 그동안 폭식하지 않으려고 애썼고 요즘은 나와 함께 저녁식사도 했었어. 그런데 어제 저녁엔 적게 먹었는데도 긴장된 표정으로 사라져 버렸어. 네가 다시 구토를 하게 된 게 아닌가 걱정스러워."

조력자와 폭식 충동이 들었을 때 어떻게 할지에 관해 상의하는 게 좋습니다. 예를 들어, 직장에서의 힘든 하루를 마치고 '난 아무것도 할 수 없어.' 라고 생각하며 절망과 불안에 휩싸여 퇴근했다면, 힘든 생각을 잠시 잊고자 폭식하기보다는 조력자와 산책을 하며 그러한 생각과 감정을 이야기하고 다른 측면에서 생각할 수는 없는지 이야기해 봅시다.

도움을 받을 수 있는 또 다른 방법은 전문가와 상담을 하는 것입니다. 가족이라면 가족모임에서 정보를 얻고 심리적 도움을 받을 수 있을 겁니다.

조력자의 도움 없이 당신 혼자서 해 나가기로 결정했을지라도 1주일에 1회 (혹은 더 자주) 30분씩 시간을 내어 검토하는 시간을 가지세요. 일기를 이용하세요. 신뢰할 수 있는 조력자로서 일기장을 이용하세요. 조력자에게 편지를 쓰듯이 일기를 써 보세요. 일기의 마지막에는 금주의 목표를 정하고, 지난주의 어려움을 검토하여 평가하는 것으로 마무리하는 게 좋습니다.

여행의 단계 정하기

이제 식이장애에 대한 전체적인 이해도 했고 준비운동까지 마친 상태입니다. 여행을 시작하기 전에 조력자의 도움을 받아 현실적이고 가능한 목표를 정해야 합니다. '평생 폭식 같은 건 다시 안 할 거야.' 라는 목표는 그 자체만으로 지레 겁을 먹게 합니다. 이처럼 지나치게 비현실적인 목표는 오히려 폭식을 조장합니다. 목표를 좀 더 실현 가능한 단계로 세분하는 편이 낫습니다. 이 책의 2장부터 6장은 식이장애로 인한 여러 가지 어려움을 극복할 수 있도록 매 장의 시작마다 현실적인 목표설정을 돕고자 구성되어 있습니다. 목표달성을 위해서는, 원하는 것을 구체화하는 게 중요합니다. 목표는 다음 관점에서 설정합니다.

1. 계획과 실천이 가능한 것이어야 합니다.
2. 측정 가능해야 합니다(가령 '행복해지기' 처럼 측정 불가능한 것은 어렵습니다.).
3. 어느 정도 도전적이어야 합니다. 다소 어렵게 얻음으로써 기쁨을 느낄 수 있어야 합니다. 그렇지만 슈퍼우먼만이 가능한 것은 아니어야 합니다.
4. 현실적인 시간 계획 내에 가능해야 합니다. 시간제한이 없다면 마냥 지연될 것입니다. 혹은 '평생 동안 나는 ○○를 안 할 거

야.' 같이 맹세한다면 죽을 때까지 목표를 지키지 못할 것이므로 도움이 되지 않습니다.

앞으로의 긴 여정을 위해 〈토끼와 거북이〉의 우화 중에 거북이의 행동을 되새기며 꾸준히 정상 정복을 위해 나아갑시다.

"난 해낼 수 있어. 암 해내고 말고. 해낼 수 있다고 확신해."

chapter **02**

여행에 필요한 도구

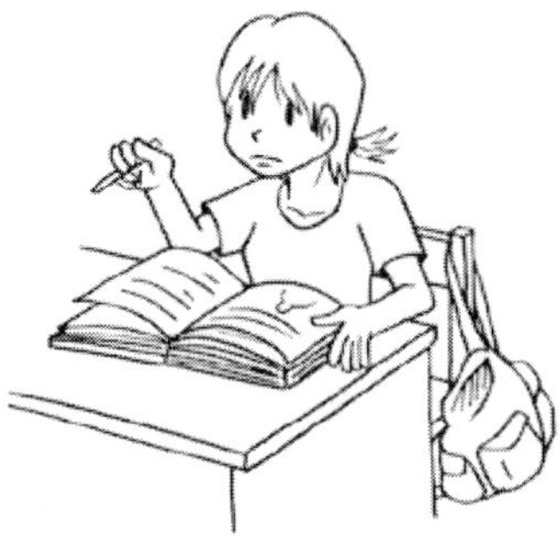

치료 일기를 적는 요령

이 책 부록의 식사 일기를 보세요. 복사한 다음 매일 한 장씩 가지고 다니면서 기록하고 차곡차곡 모아 두세요. 복사기 이용이 어렵다면 조그만 노트를 사서 자신의 일기를 직접 만드세요. 식사일기를 휴대해야 하는 이유는 간단합니다.

- 친구처럼 당신을 도울 겁니다. 식사 일기가 당신을 감시하라는 건 아닙니다.
- 매일 무엇을 먹고 마셨는지 적으세요. 가능한 한 정확히 적는 게 좋습니다.

- 항상 휴대하세요. 화장실에도 가지고 가세요. 부끄러운 생각이 나고 난처했던 것도 숨김없이 기록하세요.
- 일이 생긴 그 자리에서 즉시 적으세요. 그래야 가장 정확한 사실을 기록할 수 있습니다.
- 소설을 쓰지 마세요. 당시 무슨 일이 일어났는지 속기식으로 기술하세요.
- 보통의 일기처럼 자기 전에 쓰겠다고 미루지 마세요. 기억은 시간이 지날수록 부정확해집니다.

일기를 잘 쓰는 습관이 들 때까지 단계를 나누어 연습하는 것도 도움이 됩니다. 처음 1~2주는 먹은 것을 쓰는 데 집중하고 잘 기록하고 있다면 다음 단계로 갑니다. 다음의 ABC 기록 방식으로 해 보세요.

A. 선행요인(Antecedents). 다음 사항을 적으세요.

√ 먹을 당시 어디서, 무얼 하고 있었나요?(즉, 혼자 있거나, 친구와 함께 있거나, 집에 있거나, 직장에 있거나 등)

√ 먹기 직전 들었던 생각은 뭔가요? 누가 뭐라고 했나요?

√ 먹기 직전 감정은 어땠나요?

B. 행동(Behaviour). 다음 사항을 적으세요.

√ 폭식했다고 생각하나요?

√ 구토를 했나요, 몇 번이나 했나요?

√ 변비약이나 이뇨제를 먹었나요, 얼마나 먹었나요?

C. 결과(Consequence). 다음 사항을 적으세요.

✔ 당신의 생각, 감정, 행동에 좋은 것이든 나쁜 것이든 장단기적으로 나타나는 결과는 무엇인가요?

이제 당신은 폭식행위와 연관된 다음의 연결고리를 만들 수 있습니다.

생각 　　　　　　　　　　　　긍정적 결과

'A' 　　　　→ 'B' 행동 → 'C'

감정 　　　　　　　　　　　　부정적 결과

이런 탐색을 하는 데 가장 어려운 부분은 행동을 유발한 당신의 생각이나 감정을 알아차리는 것입니다. 10장의 자기패배적 사고에 식이장애 환자에서 흔한 부정적인 생각의 덫을 기술해 놓았습니다. 대부분의 경우 유발 요인이 된 생각과 감정은 유쾌하지 않은 것이 대부분입니다. 이런 생각에 깊이 빠져들지 않고 마음을 편하게 하기 위해서 부정적인 생각이나 감정을 없애고 싶지만 그러기 위해서도 시간과 에너지를 많이 소모해야 합니다. 한편 부정적인 기분이나 생각은 당신 삶의 어떤 부분을 바꿀 필요를 알리는 경고 신호이기도 합니다.

식사 일기의 예로 다음의 〈표 2-1〉에 식이장애 치료를 받았던 애영이의 식사 일기 일부를 실었습니다.

〈표 2-1〉 애영이의 식사 일기, 1주째와 4주째

1주째

시간	먹은 것	폭식	구토	변비약	선행요인(A: Antecedents) 및 결과(C: Consequences)
8:00	콘플레이크				A: 어제 먹은 게 아직도 그득하다. C: 오늘은 폭식하지 않도록 노력해야 해.
12:00	사과 1개				A: 배가 고파. C: 아직도 배가 고파. 폭식하게 될지 모르니까 더 먹지 말아야겠어.
3:00	포도 1송이, 초콜릿 2개		!		A: 집에 늦게 들어온다는 남편의 전화. C: 내 자신이 혐오스러워. 나는 세상에서 가장 형편없는 사람이야.
6:00	견과와 초콜릿 등 단것 잔뜩(슈퍼에서)	!!	!!		A: 집에 먹을 게 없어서 쇼핑을 갔다. 멈출 수 없이 단것을 이것저것 샀다. 오는 차 안에서 정신없이 먹고 집에 돌아와서도 계속 먹었다. C: 나에게 너무 화가 나. 외로워. 기진맥진해서 일찍 잤다.
7:00	카레 2인분, 초콜릿 3개	!	!!		

4주째

시간	먹은 것	폭식	구토	변비약	선행요인(A: Antecedents) 및 결과(C: Consequences)
8:00	토스트 2조각(꿀 발라서), 치즈				맛있게 먹었다.
11:00	사과				
12:30	참치볶음밥				직장 구내식당에서 먹었다. 소윤이가 "식당에서 만나는 것 오랜만이야."라고 했다. 사람들이 나만 쳐다보는 것처럼 느껴졌고, 도망쳐 나올 수 있었지만, 식사를 마쳤다.
3:00	요거트, 초콜릿				
6:00	롤빵 한 덩이				
7:00	밥, 생선, 야채 아이스크림 1컵				디저트 먹을 생각은 없었다. 남편이 아이스크림을 먹자고 했다. 싫다고 하려다가 그럼 결국 설거지 마친 다음에 혼자서 한 통을 먹어치우게 될 것을 안다. 그래서 함께 1컵을 먹었고 즐거웠다. 그런 다음 남편이 커피를 타 와서 의자에 편히 앉아 느긋하게 커피를 마셨다. 설거지는 미뤄 두었다.

이렇게 일기를 쓰는 데는 하루에 몇 분밖에 안 걸리지만, 때로 매일 일기를 쓰는 것이 불편하고 성가시기도 할 것입니다. 그럴 경우 덜 바쁜 날을 선택해 시작하게 되면 실패 확률을 줄일 수 있습니다. 일주일 내내 대충 쓰는 것보다는 일주일 중 하루나 이틀이라도 완전하게 적는 것이 더 낫습니다.

치료일기에 대한 반응은 여러 가지입니다. 일기의 효과는 대단합니다. 당신이 일기 쓰는 것을 좋아하거나, 일기를 스스럼없이 비밀을 털어놓을 수 있는 친구로서 생각할 수 있다면 매우 다행이고, 식사 일기를 치료적으로 사용하는 것도 수월할 것입니다.

한편, 여러 가지 이유로 일기 쓰기를 싫어할 수 있습니다. 단순히 일기 쓰는 것이 귀찮다고 여길 수 있습니다. 혹은 두렵고 부끄럽게 생각할 수도 있고, 자신의 행동을 직면하면서 힘들 수도 있습니다. 다른 사람이 일기를 볼까 봐 걱정될 수 있습니다. 일기를 쓰면 음식에 대한 집착이 더 생겨 병이 악화되는 것은 아닌지 우려할 수 있습니다. 폭식했을 때면 일기 쓰기를 그만두고 싶은 생각이 들 수도 있을 겁니다. 가능한 성실하게 꾸준히 노력하세요. 문제 행동을 극복하려면 두려운 감정, 생각, 행동을 직면해야 합니다. 직면이 두려워서 회피하는 것은 결국에는 도움이 되지 않습니다.

많은 경우 단지 일기를 쓰는 것만으로도 식습관을 바로잡는 데 도움이 되며 상당한 호전이 있다고 합니다. 반면 어떤 사람에게는 그렇게 쉽지만은 않았다고도 합니다.

수지의 사례

수지는 심한 거식증 환자였습니다. 오랜 기간 병원에서 입원치료를 받아 체중은 병전 상태를 회복했습니다. 하지만 퇴원 후에도 고통스럽고 심한 폭식증은 남아 있어 매일 폭식했습니다. 하루에도 몇 차례씩 구토를 하였고 변비약을 150알 이상씩 복용했습니다. 하지만 이 모든 혼란스러운 와중에서도 그녀는 자신에게 통제할 수 있다는 느낌을 주는 식사 일기를 의무처럼 썼습니다. 식사 일기를 열심히 쓰고, 규칙적으로 식사하려고 노력했지만 3~4개월 후에도 거의 변화가 없다고 느꼈기 때문에 수지는 식사 일기를 계속해야 하는지 의구심이 생겼습니다. 치료자는 수지의 식사 일기를 주의 깊게 검토해서 폭식 및 구토의 횟수, 복용 변비약의 수를 그래프로 그려 보게 했습니다([그림 2-1] 참조).

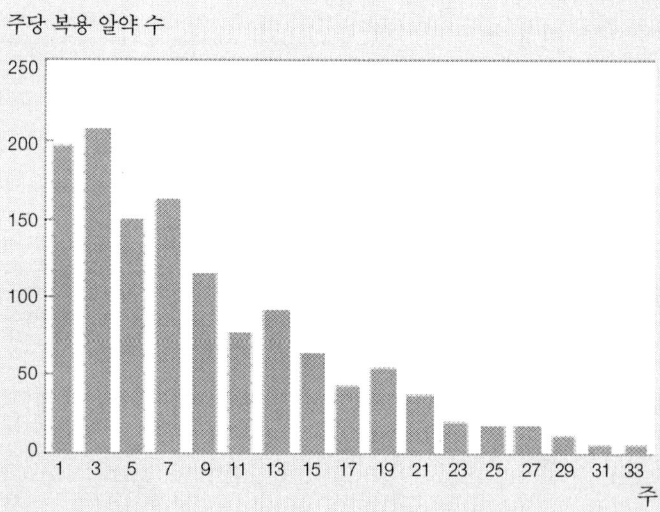

[그림 2-1] 변비 약 도표

놀랍게도 수지는 비정상적인 식습관이 많이 좋아졌다는 것을 알게 되었습니다. 특히 변비약 사용량이 현저히 줄었으며, 폭식과 구토 또한 점차 줄고 있음을 알았습니다. '어떻게 자기 자신이 좋아진 것을 그동안 모를 수가 있었나?' 하고 의아할 수 있습니다. 변화가 장기간에 걸쳐서 나타나거나, 우울하고 저조한 기분으로 인해 매사가 부정적으로 보이는 때에는 그럴 수 있습니다. 수지는 호전되지 않는다고 느껴질 때 자신감을 얻기 위해서 주간 차트를 방에 붙여 놓기로 했습니다.

기존의 어려움에 대처하는 새로운 기술

삶이 힘들 때마다 회피나 대처의 수단으로서 폭식증에 빠져든다면, 삶에 대처하는 기술을 개발해야 합니다.

7단계 문제 해결 방식

큰 일이든 작은 일이든 결정을 내리고 문제를 해결하는 것은 꼭 필요한 기술입니다. 사람마다 문제 해결 방법이 다릅니다. 어떤 사람은 직관적으로 해결합니다. 즉, 감정적으로 맞다고 느끼거나 살면서 만들어 온 나름대로의 규칙에 따라 결정합니다. 어떤 사람은 가장 합리적인 해결방법을 찾는 데 중점을 둡니다. 이상의 두 가지 접근법 중 어느 하나만 옳다고 할 수 없으며, 모든 사람은 두 가지 방법을 함께 사용합니다. 다음의 일곱 단계는 어려움에 직면했을 때 폭식 없이 대처하는 방법을 찾는 데 길잡이가 되어 줄 겁니다.

- **1단계**: 문제가 무엇입니까? 이 단계는 하찮아 보일 수도 있지만, 문제를 주의 깊게 정의하는 것은 중요합니다. 당신의 문제를 한 문장 정도로 간략히 기술해 보세요.
- **2단계**: 가능한 해결책을 생각해 보세요. 대안을 한정해 생각하는 버릇 때문에 문제 해결의 가능성을 스스로 제한하는 경우가 많이 있습니다. 마음껏 상상력을 발휘해 보세요. 가능한 한 많은 해결책을 찾아보도록 합니다. 이기적이라든가, 미친 짓이라고 생각된다든가, 혹은 비현실적이거나 황당해 보인다고 가능성에서 제외시키지는 마세요. 머릿속에 떠오르는 모든 것을 적어 보세요.
- **3단계**: 당신이 적은 대처 방안을 자세히 살펴보세요. 형편없어 보이는 방법일지라도 각각에 대해 장점과 단점을 면밀히 검토하세요.
- **4단계**: 당신에게 최선일 것 같은 한 가지 방법을 선택하세요. 3단계를 통해 어떤 것이 당신에게 옳고 그른지에 관한 생각이 명확하게 들게 됩니다. 만약 어떤 방법이 최적인지 아직 불확실할 경우, 2단계로 돌아가 좀 더 해결 방안을 모색해 보세요. 혹은 아직 당신이 문제 해결을 위해 행동을 할 준비가 되지 않았기 때문일 수 있습니다. 문제해결 행동을 잠시 미뤄 둬도 괜찮은가요? 그 경우 좋은 점과 나쁜 점은 무엇인가요?
- **5단계**: 찾아낸 해결 방안에 대한 실천 방법을 찾아보세요. 문제해결에 필요한 모든 단계를 검토해 보세요.

• **6단계**: 한 단계, 한 단계씩 실천해 보세요.
• **7단계**: 해결책이 적절한 방법이었는지 결과를 검토하세요.

우리는 이미 1장에서 폭식증을 극복하기로 결정하는 데에서 문제 해결의 첫 번째 단계를 어떻게 활용하는지 알아보았습니다. 폭식 손익계산서를 훑어보면 알 수 있습니다. 직업 선택에 관한 문제 해결은 14장에 나와 있습니다. 다음은 대인관계 문제 해결법의 사례입니다.

은희의 사례

은희는 남자 친구인 정규와 최근에 헤어졌습니다. 과거 남자 친구였던 석민이가 그 직후 그녀에게 다시 전화했고 둘은 만났습니다. 은희의 부모님은 정규를 싫어했기 때문에 석민과 가까워지는 것을 반겼습니다. 은희 어머니는 은희에게 석민이가 좋은 사람임을 계속 이야기했으며 석민을 집으로 부르기도 했습니다. 은희는 정규와 헤어진 것으로 인해 상심하고 혼란스러웠으며 어머니가 석민과 가깝게 하려는 것에 화가 나고 짜증이 났지만, 한편으론 석민의 관심이 싫지는 않았습니다. 석민과 외출해 보라는 어머니의 성화와 석민의 끈질긴 요청에 은희는 석민과 데이트를 하게 되었습니다. 은희는 문제 해결식 접근에 대해 들은 후 자신의 문제를 다음과 같이 7단계로 정의했습니다.

1단계 문제는 내가 뭘 원하는지 모른다는 거야. 내 한편에선 아직 새로운 만남을 시작할 준비가 안 되어 있다는 것과 나에게 정말 못되게 하고 상처를 입힌 정규를 잊기 위해서는 시간이 필요하다는 걸 알아. 한편 내가 신뢰해 온 엄마가 추천한 석민은 아마도 틀림없이 좋은 사람일 거야. 또한 나에게 그렇게 많은 관심을 가지고 있는 그를 거절하는 건 바보짓일 것이라는 생각도 있어.

2~3단계 은희는 가능한 해결책을 다음과 같이 적었습니다.

1. 석민의 여자 친구가 되는 것. [장점] 그렇게 되면 여러 사람이 행복해질 것이고, 내 부담도 줄 것이고, 날 위안해 줄 사람이 곁에 생길 거야. [단점] 아마 전에 석민과 사귈 때처럼 결국 만족하지 못하고 따분하게 느낄 거야.
2. 다시는 석민과 만나지 않고, 전화도 받지 않는 것. [장점] 생각하고 여유를 가질 시간이 생길 거야. [단점] 난 좋은 친구를 잃게 될 거야.
3. 부모님이 내가 석민과 사귀고 싶어 하지 않는 것을 이해하실 때까지 집을 나와 버리는 것. [장점] 내게 주어지는 부담이 줄어들 거야. [단점] 집을 그리워하게 될 거야. 엄마의 조언이 필요함을 느끼게 될 거야.
4. 정규에게 다시 시작해 보자고 애걸하는 것. [장점] 그가 다시 내게 돌아온다면, 믿을 수 없을 만큼 기쁠 거야. [단점] 또다시 거절한다면 지금보다도 더 상처받을 거야.
5. 새 남자친구를 만드는 것. [장점] 이건 완전한 새 출발이 될 거야. [단점] 좋은 남자친구를 만나기란 쉽지 않아. 더군다나 지금 나는 새로운 사람을 만날 기분이 아니야.
6. 여행을 가 버리는 것. [장점] 모든 것에서 벗어날 수 있어서 좋을 거야. 새로운 경치와 감상은 상심한 마음을 극복하는 데 도움이 될 거야. [단점] 난 지금 돈이 없어. 마음이 힘들 때 혼자 여행

하는 건 정말 외로운 일이야.

❼ 약 먹고 자살을 시도하는 것. [장점] 정규는 그간 나에게 얼마나 잘못했는지 깨닫게 될 거야. 이런 행동으로서 정규의 지난 결정을 다시 돌릴 수는 없더라도 그에게 복수했다는 만족감은 갖게 될 거야. [단점] 정말로 죽을 수도 있어. 잘못되면 건강에 치명적인 손상을 줄 수도 있고 뇌 손상을 입어 식물인간이 될지도 몰라. 음독 자살을 시도했다는 것이 매우 부끄러울 거야. 부모님, 형제, 나를 믿었던 친구에게 상처를 주게 될 거야.

❽ 이사를 해서 아무도 나를 찾지 못하는 곳에서 사는 것. [장점] 지금의 들볶이는 상황에서 벗어날 수 있을 거야. [단점] 이사를 가고 싶지는 않아. 이웃과 친구의 지지와 격려가 필요해.

❾ 비록 다른 여러 가지에 대해서는 엄마의 조언에 감사하지만, 이번에 엄마가 내 마음을 바꾸려고 노력하는 것이 잘못된 것이라는 걸 말하고 이해를 구하면서, 석민의 애인이 되고 싶지 않고 그냥 친구로 남길 바란다고 이야기 하는 것. [장점] 엄마와 석민에게서 계속 지지를 얻을 수 있을 거야. [단점] 엄마와 석민에게 그러한 이야기를 하는 것은 무척 어려운 일이야. 게다가 그들에게 상처를 줄 수도 있어. 나는 여전히 정규에게 미련을 버리지 못하고 있어서 다른 사람에서는 일시적인 위안밖에 얻을 수 없어.

4단계 은희는 여러 가능성을 면밀하게 고려한 후, 다시 석민의 애인이 되고 싶지 않다고 결론을 내려 ❶을 배제했습니다. 다음으로 ❷, ❸, ❺, ❻, ❼, ❽을 배제했는데, 이러한 방법은 문제를 피하고자 하는 요소를 내포하고 있기 때문입니다. 최종적으로 ❹와 ❾

의 두 가지 선택권이 남았습니다. 아직도 은희는 전 애인인 정규에게 돌아가고 싶은 마음이 강렬하기 때문에 두 가지 선택을 면밀히 비교했습니다.

❹는 정규에게 다시 시작하자고 매달리는 것입니다. [장점] 그가 다시 돌아온다면 믿을 수 없을 만큼 기쁠 거야. 그러나 결국 그럴까? 나에게 두 번 다시 보기 싫다고 한 말에 이렇게 상처받았듯이 다시 상처 받는 상황이 벌어질 테고, 전에도 그랬듯 나를 버리지 않을까 전전긍긍해야 할 텐데. [단점] 그가 거절한다면 지금보다 더 상처 받을 텐데. 그런 일을 견딜 수 있을까?

은희는 이것을 선택해야 할지 결정할 수 없었습니다. 그래서 2주 후에 결정하기로 미루어 두었습니다. 만약 여전히 2주 후에도 정규와 연락하길 원한다면, 그땐 그렇게 할 것 같았습니다.

다음에 ❾에 대해 고려한 후 은희는 다음과 같이 결정했습니다. '지금 이걸 실천하지 않을 이유는 없어. 정규와의 사이에 어떤 일이 있던, 엄마와 석민과의 일을 정리해야 해.'

5단계와 6단계 먼저 은희는 좀 더 다루기 쉬운 석민과의 문제를 해결하기로 했습니다. 석민의 우정에 감사하며 항상 고맙게 느끼지만 석민이 그 이상을 원하는 걸로 느껴진다고 했습니다. 하지만 정규에 대한 감정이 아직 정리되지 않았기 때문에 다시 사귀는 것은 어렵겠다고 말했습니다.

엄마에게 이런 이야기를 하는 게 어려울 것임을 짐작하고 있기에 준비단계로서 엄마에게 말하고 싶은 것을 종이에 써 내려 갔습니다. '엄마, 고민을 털어놓고 싶어요. 엄마도 알듯이 정규 때문에 많이 속상한데, 엄마가 얘기를 들어줘서 고마워요. 그런데 한 가지 도움이 안 되는 게 있어요. 엄마는 석민이가 내 기분을 풀어 주길 바라지만 그렇지 않아요. 차라리 나를 그냥 놔두는 것이 도와주는 길이에요.' 엄마가 이 편지를 읽고 어떻게 반응할지를 생각했습니다. 무척 상심하고 화를 낼 가능성도 있습니다. 하지만 지금이 이 이야기를 하기에 가장 좋은 때라고 생각했습니다. 혹시 엄마가 상심하더라도 은희의 인생이기 때문에 오래 지나지 않아 이해하실 거라고 생각되었습니다.

토요일 오후에 엄마와 둘이 집에 있는 편안한 시간이 되길 기다려, 엄마에게 이야기를 했습니다. 예상했던 대로 엄마는 매우 상심했습니다. 오직 은희를 위해 그랬던 것이지 석민과 짝을 지으려고 계획적으로 꾸민 거라는 은희의 생각은 사실이 아니라고 했습니다. 앞으로는 은희 스스로 문제를 처리하게끔 일절 상관하지 않을 거라고 했습니다. 은희는 엄마를 상심시키면서 대화를 끝냈지만, 자신의 행동이 옳았다는 확신을 가질 수 있었습니다.

7단계 더 이상 엄마는 석민을 초대하거나 그에 관한 이야기를 하지 않았고, 2주가 지난 후엔 은희의 인생에 간섭하려 했던 것에 대해 사과했습니다. 석민은 여전히 자주 전화했지만, 대화는 가벼워졌고 더 이상 석민의 전화에 부담을 느끼지 않게 되었습니다.

은희의 예는 어떤 문제에 대한 완벽한 해결책이 없다는 것과 해결책을 고를 때 당신도 은희처럼 어느 정도의 위험과 문제점을 떠안아야 한다는 것을 보여 줍니다.

더 읽을거리

Honey, P. (1983). *Solving your personal problems*. London: Sheldon Press.

chapter **03**

다이어트: 건강의 적신호

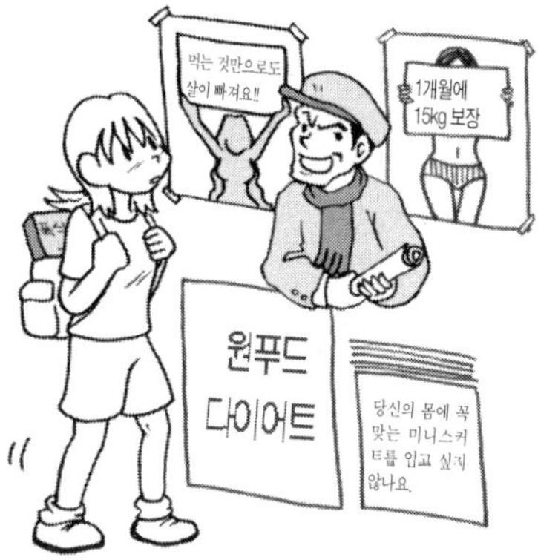
먹는 것만으로도
살이 빠져요!!
1개월에
15kg 보장
원푸드
다이어트
당신의 몸에 꼭
맞는 미니스커
트를 입고 싶지
않나요.

아름다움이란 관점에 따라 변하는 것

미의 기준은 시대에 따라 변합니다. 패션은 새로운 변화를 추구합니다. 5년 후에는 어떤 체형의 여성이 선호될까요? 어느 시대든지 극소수의 여성만이 그 시대가 요구하는 이상적인 신체에 해당합니다.

정민의 사례

17세 된 발레리나인 정민은 선생님에게서 기술과 표현력은 뛰어난데 가슴이 너무 크다고 지적 받았습니다. 가슴축소수술을 하는 게 좋다고 귀띔하셨습니다. 정민은 이러한 말에 매우 속이 상했습니다. 그녀는 언젠가는 결혼을 하고 엄마가 되기를 바라고 있습니다. 발레를 위해서 성형수술을 꼭 해야만 할까요? 정민이는 다이어트가 답이라고 생각했습니다. 그래서 먹는 것을 극도로 줄였고 곧 폭식증이 생겼습니다. 체중은 줄기는커녕 늘었습니다.

이처럼 다이어트의 강력한 메시지는 여성에만 영향을 주는 것이 아닙니다.

승호의 사례

운동 선수였던 승호는 자동차 사고로 결국 한 다리를 잃었습니다. 사고 전에 그는 멋진 몸을 만들기 위해 헬스클럽에서 운동을 시작했습니다. 친구들은 근육을 만들기 위해 스테로이드를 복용해 보라고 했습니다. 승호는 스테로이드를 복용했고, 가족과 여자 친구는 그의 성격이 달라짐을 느꼈습니다. 승호는 점점 난폭해지고 사소한 말에도 성질을 내곤 했습니다. 어느 날 운전 중에 다른 차가 앞지르자 격분해서 여자 친구의 만류에도 불구하고 추격했습니다. 결국 교통사고로 여자 친구는 그 자리에서 사망했습니다.

서양에서는 스테로이드를 복용한 남자에 의한 살인 사건이 몇 차례 있었습니다. 아름다워지기 위한 사람들의 피눈물 나는 노력, 감수하는 위험, 치르는 대가, 신체에 해를 주는 행동 등은 놀라울 정도며, 다른 사람은 이해할 수 없는 경우도 많습니다. 아마도 이것은 인간 본성의 일부일지 모릅니다.

운명과 신에 대한 믿음을 잃게 되면서, 인간의 욕망은 점차 자연의 섭리까지도 조정하려 합니다. 이제 사람들은 더 이상 '그녀는 타고났어.' 라고 하지 않습니다. 미의 기준에서 벗어나 있다면 엉망이고 게으르고 나쁜 습관을 가진 거라고 비난받는 반면, 열심히 노력하고, 약, 치료, 수술에 돈과 시간을 투자한다면 예뻐질 수 있다고 생각하게 되었습니다.

건강한 체중이란

〈표 3-1〉은 키에 따른 정상인의 체중 범위입니다. 키나 발 크기처럼 건강한 체중의 범위도 매우 넓습니다. 발이 큰 사람이 있듯, 어떤 사람은 다른 사람에 비해서 체중이 좀 더 많이 나갑니다(마른 체형을 선호하는 현재의 유행은 고대 중국에서 여성에게 전족을 시켰던 유행과 비교하면 될 것입니다.). 심한 과체중이나 저체중은 건강의 적신

〈표 3-1〉 키에 맞는 정상 체중

키(cm)	체중(kg, 서양여성)	체중(kg, 동양여성)
150	45~56	43~52
152	46~58	44~53
156	48~60	46~56
158	49~61	47~57
161	51~64	49~60
163	52~65	50~61
166	54~68	52~63
168	56~69	54~65
170	58~72	55~66
173	60~75	57~69
175	61~77	58~70
177	63~79	60~72
180	65~81	62~75

주: 1) 서양여성의 정상체중범위는 체질량지수 20~25를 기준으로 함.
2) 동양여성의 정상체중범위는 체질량지수 19~23을 기준으로 함.
3) 체질량지수(Body Mass Index): 키 (kg) / 몸무게 (m^2)

호이며 생명을 단축시킵니다.

만약 당신의 키에 비해 체중이 많다면, 당신을 위해 특별히 쓰인 7장의 내용을 읽어 보세요.

어느 정도의 체중이 나에게 적절한가

체중과 체형은 주로 물려받은 체질에 의해 결정됩니다. 부모에게서 받은 유전인자는 변화시킬 수 없습니다. 당신의 체형을 결정하는 물려받은 체중과 체형을 평가하기 위해서는 다음을 알아보아야 합니다.

- 일기장에 가계도를 그린 다음, 가족의 체중과 체형을 적어 보세요.
- 할아버지, 할머니와 그들의 형제, 아버지, 어머니와 그들의 형제가 당신 나이였을 때의 사진을 모아 앨범을 만들어 보세요.

애영의 사례

애영의 친척들은 뚱뚱한 편입니다. 어머니, 이모, 외할머니 모두 풍채가 당당한 체형이셨습니다. 초등학교 때 애영은 친구 중에 가장 컸고 조숙했었습니다. 중학교 때는 생리를 시작한 것이 부끄러웠습니다. 패션 잡지를 보다가 자신의 체중이 이상적인 체중보다 6kg 이상 많이 나간다는 것을 읽고 다이어트를 시작했습니다. 그 후 폭식증이 시작되었고 애영은 아무리 노력해도 목표한 체중에 도달할 수 없었습니다.

만일 애영이네처럼 당신도 가족 대부분이 뚱뚱한 편이라면 당신의 건강한 체중은 정상범위 체중의 상한선으로 설정해야 합니다. 근육이나 뼈는 지방에 비해 훨씬 무겁습니다. 당신이 운동선수거나 가족이 운동선수의 골격일 경우에도 목표 체중을 정상범위의 상한선으로 정해야 합니다.

폭식증으로 고통받는 많은 사람에게 건강한 체중은 식사 문제가 시작되기 전의 체중을 의미합니다. 당신이 이 말을 인정하기는 어려울 것입니다.

체중의 기복이 정상인가

체중은 정상적으로도 2kg 또는 그 이상의 변동이 있을 수 있습니다. 어느 날 체중이 2kg 올랐다 하더라도 계속 그런 식으로 오르지는 않습니다.

정상인에게는 급격한 체중변화가 흔치 않지만 폭식증 환자의 경우에는 수분의 이동으로 이런 현상이 자주 발생합니다(5장). 그러므로 매일 체중을 측정함으로써 몸을 조절하려는 노력은 의미가 없습니다.

- 대담해지세요: 체중계를 없애 버리세요. 남에게 줘 버리거나, 손이 쉽게 닿지 않는 곳(다락방이나 선반 등)에 두세요.
- 그렇게 할 만큼 용감하지 않다면, 체중 재는 횟수를 줄이기 위한 단계적 계획을 세우세요.

체중만이 유일한 건강의 지표인가요

아닙니다. 엉덩이둘레 대비 허리둘레의 비가 좀 더 정확한 건강의 지표입니다. 엉덩이둘레 대비 허리둘레의 비가 0.9 미만이 바람직합니다. 즉, 허리둘레는 엉덩이둘레의 9/10 미만이어야 합니다. 서양 배 모양의 여성 체형이 건강하고 질병의 위험도도 낮은 체형이라고 할 수 있습니다.

원시인은 아이스크림을 먹지 않았습니다

현대인이 직면한 두 가지의 환경에 인류의 진화와 인간의 유전자는 아직 적응하지 못했습니다. ─(1) 현대인 대부분은 활동량이 극히 적습니다. (2) 현대인의 식사는 고지방 음식을 포함하고 있습니다. 고지방 음식은 대부분이 특별, 고급, 우아, 섹시 등의 광고로 포장되어 있습니다(초콜릿이나 아이스크림 광고를 떠올려 보십시오.). 다시 말해서 고대 원시인보다 현대 서구인의 생활 스타일이 훨씬 비만해지기 쉽습니다.

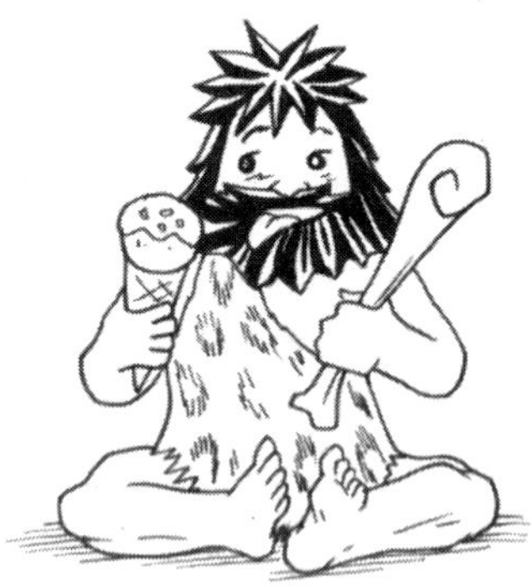

다이어트는 효과가 없다

체중 감량의 압박을 가장 많이 받는 사람이란 체질적으로 과체중이 되기 쉬운 사람들입니다. 저명한 과학자인 Kalucy 박사는 최근 학회에서 "다이어트는 효과가 없다."라고 결론 내렸습니다. 박사는 자신에게 오는 비만 환자에게 다이어트를 중단하도록 처방했고, 결과적으로 환자의 체중은 줄었습니다. 과연 이게 사실일까요? 비만을 치료한다는 다이어트 방법은 단기간으로 보면 체중의 5% 정도를 줄입니다. 하지만 1년 후에는 다이어트 전의 상태로 돌아가거나 더 찌고 맙니다.

- 가까운 서점이나 인터넷을 뒤져 보세요. 다이어트와 관련한 얼마나 많은 책, 잡지, 기관, 인터넷 사이트가 있는지 알면 놀랄 겁니다. 다이어트 한 항목에 대한 시장이 어떻게 이처럼 클까요? 왜 매년 새로운 다이어트 방법이 쏟아질까요? 그 답은 물론 다이어트가 효과가 없기 때문입니다. 다른 것에 중독되는 것처럼 다이어트도 당신의 인생을 옭아맬 수 있습니다.

심지어는 의사마저도 이런 선전에 영향을 받아서 건강하려면 체중이 적어야만 한다며 누구에게나 살 빼기를 권합니다.

지영의 사례

지영은 발목 문제로 병원에 갔다가 자신이 과체중이라는 말을 들었습니다. 지영은 다이어트를 시작해 체중은 줄였지만 곧 폭식증이 나타났습니다. 20년이 지난 후 전문 클리닉을 방문했을 때 지영은 치아가 부식된 상태였습니다. 외과의사는 지영이 오랫동안 변비약을 남용해 대장기능이 망가져서 대장의 일부를 절제해야 한다고 진단을 내렸습니다.

다이어트의 해악

최근 저명 의학 학술지인 『뉴잉글랜드 의학저널(*The New England Journal of Medicine*)』에 보고된 미국의 대규모 연구결과 체중의 기복이 큰 사람, 즉 수많은 다이어트를 시도하고 있는 사람은 심장병으로 사망할 위험성이 높다고 했습니다. 이 연구에서는 다이어트를 심하게 하는 사람의 조기 사망 위험이 고도 비만 환자보다 높다고 결론지었습니다. 이 결과는 나이 어린 식이장애 환자나 비만 환자에게 시사하는 바가 큽니다.

다이어트는 위험하다

체중 감소는 당신의 신체적, 정신적 건강에 큰 영향을 줍니다.

굶는 것이 신체에 미치는 영향

1 추위에 예민해짐: 손발이 차고 동상에 걸리기 쉽게 됩니다.

❷ 수면장애: 밤에 자주 깨거나 새벽 일찍 깹니다.

❸ 방광기능 약화: 밤낮으로 자주 소변을 봅니다.

❹ 전신의 체모 증가

❺ 혈액순환 장애, 서맥, 졸도

❻ 뼈 약화: 골절되기 쉽고 뼈의 변형이 일어나기 쉬워집니다.

❼ 월경불순이나 무월경: 일반적으로 생리는 체지방이 15% 이상이 되어야 가능합니다.

❽ 위가 줄어 조금만 먹어도 더부룩해집니다.

❾ 장 기능 저하, 변비

❿ 적혈구, 백혈구를 만드는 골수 기능 저하와 빈혈

⓫ 간에 영양공급이 부족하여 간 기능이 손상되어 체내 단백질 생성이 불가능해집니다. 결과적으로 발목과 다리에 부종이 생깁니다.

⓬ 혈중 콜레스테롤이 상승합니다. 그 이유는 에스트로겐 부족 및 간 기능저하 때문입니다(에스트로겐은 폐경 전 여성에서 심장 발작을 막는 것으로 알려져 있습니다.).

⓭ 피곤함과 기력저하는 근육의 위축과 마비를 초래합니다.

⓮ 청소년에서 발육이 저하되고 사춘기가 지연됩니다.

굶는 것이 심리상태에 미치는 영향

❶ 우울해져서 자주 울거나 비관적이 됩니다.

❷ 음식에 대한 집착과 강한 과식 충동에 사로잡히게 됩니다.

❸ 사람들과 관계를 맺을 수 있는 능력이나 그런 것에 대한 관심이 떨어집니다.

4 집중력이 저하되고 자신의 기능을 충분히 발휘하기 어려워집니다.
5 사소한 어려움도 극복하기 어렵게 느낍니다.
6 복합적인 사고 기능이 감퇴됩니다.

이상의 목록은 익히 알려져 있고 분명합니다. 굶는 것이 몸과 정신에 미치는 영향에 관해서는 알렉산더 솔제니친의 〈이반 데니소비치의 하루〉, 톰 행크스 주연의 영화 〈케스트 어웨이〉를 참고하면 좋을 겁니다.

이 책을 읽는 당신은 '폭식증이 생길 당시의 내 체중은 줄어들었었지만 그 이후로는 늘었다. 체중이 늘어난 지금도 단식/절식과 관련된 문제가 나에게 해당이 되는가?' 라고 묻고 싶을 수 있습니다. 답은 확실히 '예' 입니다. 왜냐하면 대개의 경우 단식/절식과 폭식이 교대로 반복되기 때문입니다. 만약 4시간 이상 먹지 않는다면, 신체는 자동적으로 단식/절식 대비 모드로 전환되고 모든 대사 과정은 열량 보존 체제로 바뀝니다.

얼마나 먹어야 하나요

식욕은 에너지 소모와 밀접합니다. 이것을 대사율이라고 합니다. 운동하거나 추울 때 신체는 더 열심히 일해야 하고, 더 많은 에너지를 요구합니다. 호르몬 변화도 신진대사에 영향을 미칩니다. 여성의 몸은 배란 후 생리 전까지의 기간 동안 대사가 활성화되어 다음 배란을 준비합니다. 이것을 알 수 있는 한 방법은 배란 후 체온상승입니다. 많은 여성이 생리 전 식욕 상승으로 당황했던 경험이 있을 겁니다.

필요한 에너지양은 사람마다 다릅니다. 사람마다 기초 대사율이 다르다는 뜻입니다. 그리고 위에 언급된 요인은 당신의 에너지 요구량을 변화시킵니다. 음식섭취를 줄이면 곧 신체는 에너지 소비를 강력하게 단속하는 체제로 돌입하고 체중 감소는 더 어려워집니다. 다이어트를 반복할수록 당신의 몸은 더 신속하고 더 효율적으로 이와 같이 반응할 겁니다. 이 과정을 일컬어 요요 현상이라 하고 다이어트를 빈번히 시도하는 경우에 흔히 나타납니다.

젊은 여성의 경우 반드시 1,500 내지는 2,000칼로리 정도의 열량을 섭취해야 합니다. 활동량이 많거나 성장기라면 그 이상이 필요할 수 있습니다. 당신이 칼로리를 계산하기보다는, 다른 사람이 보통 먹는 양이나 1인분 정도로 파는 양에 근거해 얼마나 먹을지 결정하는 것이 좋습니다.

최적의 체중과 체형을 갖기

식사 간의 간격이 길면 몸은 저장 모드로 바뀌어 앞으로의 굶주림에 대비해 에너지를 체내에 축적합니다. 이렇게 되면 신체에 지방과 근육 조직 간의 균형이 와해되어, 체내 근육을 유지하고자 체중이 늘게 됩니다. 밤중 음식 섭취도 체내에 마찬가지로 작용하게 됩니다. 이때 호르몬은 수면 중 공복에 대비해 에너지를 지방으로 저장하려고 합니다.

미연의 사례

미연 씨는 남편과 결혼해서 지방에서 서울로 이사 왔습니다. 그녀는 곧 임신을 했고 옛날 친구와 자주 연락하기가 어려워졌습니다. 시댁 식구와 친지는 그녀에게 그다지 호의적이지 않았고 매우 외롭다고 느꼈습니다. 친정 식구는 지방에 있었고 그녀는 도움을 청할 사람이 아무도 없었습니다. 미연 씨의 식사 문제는 걷잡을 수 없이 나빠졌습니다. 매번 아침이면 아무것도 먹지 않겠다고 굳게 결심하고 그렇게 했습니다. 하지만 하루 종일 아무것도 먹지 않은 상태로 쇼핑에서 돌아오자마자 과자 6봉지를 먹고 또 초콜릿을 먹었습니다. 폭식을 만회하기 위해서 그다음 날에는 굶으려는 노력을 배로 합니다. 그러나 체중은 나날이 증가해 갔습니다.

당신에게 적합한 체중을 갖기 위해서는 다음과 같이 하십시오.

- 저녁이 되기 전에 하루 섭취량의 대부분을 먹습니다.
- 매일 일정한 시간 간격으로 적당량을 먹습니다.
- 규칙적으로 운동하되, 심하게 운동하지 않습니다.
- 지방 섭취를 제한하되, 단백질과 탄수화물의 섭취를 적절하게 합니다.
- 뷔페나 코스 요리 등 과식할 수 있는 자리는 피합니다.

시작하기

식사를 조절하기 위한 첫 단계는 규칙적으로 식사를 하는 것입니다. '아침부터 먹기 시작하면 하루 종일 폭식하게 될 것이다.' 라고 생각한다면, 이는 맞습니다. 아마도 얼마간은 식사 후에도 먹는 것을 멈출 수 없을 겁니다. 따라서 더 주의해야 할 겁니다. 그렇지만 규칙적인 식사는 반드시 지켜야 할 필수 목표입니다.

이 단계에서는 체중을 줄이려고 하지 말아야 합니다. 만일 그렇다면, 폭식의 악순환이 계속될 것입니다. 당신이 '체중을 빼는 것을 그만둘 수 없어. 내게 너무 중요해.' 라고 한다면, 중요한 것을 포기하기 매우 어려운 것처럼 체중조절을 포기하는 것이 두렵고 힘들 겁니다. 이런 경우 체중조절을 잠시(1일만, 1주일만, 1개월만, 6개월만)라도 미루어 두자고 스스로 설득하는 것이 비교적 쉽고 덜 두려울 겁니다.

만일 무질서했던 식습관이 개선된다면, 규칙적인 식사를 통해 체중은 오히려 감소되고, 지방이 줄고 근육이 늘면서 신체 균형이 비교적 건강하게 바뀔 것입니다.

계획 A: 식습관이 아주 무질서한 경우

- 당신의 식사양상이 아주 혼란스럽다면, 규칙적인 식사의 목표를 단계별로 계획해 실천해 나가세요. 예를 들면, 점심때 샐러드와 볶음밥을 시도하는 것이 가능한가요? 단번에 용감해지려고 하지 말고, 덜 두려운 것부터 시작하세요. 안전하게 먹을 수 있는 메뉴를 선택하고, 폭식 없이 식사를 끝낼 수 있는 식단을 짜 보세요. 당신이 정한 이 메뉴를 매일 먹는다고 약속할 수 있나요? 2보 전진에는 1보 후퇴도 있을 수 있다고 예상하고 꾸준히 노력하는 것이 중요합니다. 정상적인 식사를 한 번 할 때마

다 당신은 작지만 성공을 한 것입니다.

- 먹기에 쉬운 식사 메뉴 열 가지를 적어 보세요.
- 가장 어려운 것부터 아래에서 순서대로 적어 목록을 만드세요.
- 목록의 가장 위에 있는 쉬운 메뉴부터 시작하세요.
- 오후 3시 전 쉬운 시간에 이 메뉴를 시도하세요.

어떻게 하면 폭식이 안 일어나게 할 수 있을까? 다음은 스스로에게 물어보세요.

- 이 식사를 함께 할 다른 사람이 있나요?
- 식사를 사람들의 눈에 띄는 식당에서 할 수 있나요?
- 식후 30분간 즐겁게 할 수 있는 일이 있나요?

식사 전, 식사 도중, 혹은 식사 후 불안이나 죄책감의 수준이 높을 수 있습니다. 불안과 죄책감을 다루기 위해서는 다음과 같이 하십시오.

- 종이 또는 수첩과 펜을 준비하세요.
- 가로 선을 긋고 0~10까지(0=불안 없음; 10=공황수준의 극도의 불안 혹은 죄책감에 휩싸임) 표시하세요.
- 지금 당신의 불안/죄책감이 어느 정도인지 표시하세요.
- 식사하는 동안, 그리고 식후 2시간까지 5분마다 불안/죄책감이 어느 정도인지 표시하세요.
- 이러한 감정에 더불어 머리를 스치는 생각이 있을 겁니다. 그

생각은 모호할 수도 있고, 당신을 혼란스럽게 할 수도 있습니다. 그 생각이 불완전하고 두렵고 황당하더라도 상관없으니 적어 보세요.

- 다음 몇 시간은 목록에 빠진 것이 있다면 추가하면서 시간을 보내세요.
- 다음 날 같은 메뉴를 먹을 때 어제 적은 노트를 꺼내서 이상의 과정을 반복하세요. 매일 이 과정을 반복하세요.
- 하루 중 마음이 가장 편할 때 이 노트를 꺼내서 당신이 썼던 생각을 읽어 보세요.
- 적은 것을 가까운 친구에게 보여 주세요. 실제로 그렇게 하기는 어렵다면 친구에게 보여 주는 상상을 해 보세요.
- 노트를 본 친구가 뭐라고 할까요?
- 친구에게 이 단원을 읽게 해 보세요. 그런 다음 친구는 당신의 생각에 대해 뭐라고 할까요?
- 노트에 친구의 반응과 말을 그대로 적어 보세요.
- 먹는 것에 대한 생각을 적은 목록의 마지막에 친구의 말에 당신이 얼마나 동의하는지를 0~10까지 중에서 평가해 보세요.
- 이상의 과정을 매일 반복하세요.
- 음식을 대할 때 드는 새로운 생각이 있다면 놓치지 마세요.
- 이런 생각에 대한 당신의 반응(감정, 행동, 생각)을 적어 보세요.
- 매일, 같은 종류의 음식을, 같은 방법으로 식사해서 처음보다 불안의 정도가 2점 감소할 때까지 지속하세요. 그런 다음에 음식 목록의 다음 항목을 시도해 보세요.
- 다른 메뉴를 가지고 이전의 과정을 똑같이 반복하세요. 일단 두

가지 서로 다른 음식을 성공적으로 수행했다면 매일 오후 3시 전까지 아침, 점심 식사를 다른 메뉴로 먹으세요. 이때 식사 과정은 전과 같은 방법으로 진행하세요. 그런 다음 오후 3시 전에 두 끼의 식사와 한 번의 간식을 하세요. 지금 당장은 식사가 단조로울지라도 걱정 마세요.

계획 B: 어느 정도는 식사의 틀이 잡혀 있는 경우

만일 어느 정도는 식사 패턴이 잡혀 있다면, 식사량은 어떤가요? 매일 아침, 점심 식사에 열량을 충분히 섭취하나요?

- 오전 시간에 열량을 섭취하는 방향으로 점진적으로 바꾸어 나가세요. 하루 열량의 30% 는 아침, 40%는 점심에 섭취하세요.

새로운 식습관을 익히는 방법

- 음식을 보관하고 조리하는 곳에서 벗어난 장소에서 식사하세요. 식사나 간식 모두 이곳에서 하세요.
- 최대한 음식을 맛깔나고 보기 좋게 하세요.
- 식탁을 근사하게 꾸미고 식탁보, 수저 받침대, 식기 등을 잘 차려 놓으세요.
- 먹을 양만 부엌에서 덜어서 식사 장소로 가져오세요.
- 식사를 하면서 텔레비전을 본다든가 라디오를 듣거나 책을 보

지 마세요. 식사 시간 15분은 식습관을 새로 배우기 위해 비워 놓은 시간이니 식사에만 집중하세요.

- 식사 전 30초간 준비된 음식을 바라보세요. 입 안에 한입 넣고 씹을 동안에는 수저를 식탁에 내려놓으세요. 그릇에 담긴 음식이 어떻게 보이나요? 입 안에서 음식 맛이 어떤지 느껴 보세요. 오랫동안 씹은 다음에 삼키세요.

무엇을, 언제 먹어야 하는가

이상적인 식사란 세끼에 균등하게 열량이 배분된 식사와 약간의 간식입니다. 3회의 주식사는 단백질(달걀, 고기, 생선, 콩, 치즈 등)과 탄수화물(국수, 감자, 밥, 빵 등)이 영양상 균형 잡혀 있어야 합니다.

여기에서 힌트는 다음과 같습니다.

✓ 단백질이 칼로리 측면에서 다른 품목에 비해 더 만족을 줍니다.
✓ 따뜻한 음식이 찬 음식보다 식사 후 만족스럽습니다.
✓ 고형음식이 유동식보다 만족스럽습니다.

차나 과일 등의 간식이 전혀 없는 채로 3시간 이상 지나지 않도록 하세요.

〈표 3-1〉은 폭식증으로 체중이 증가된 태연이의 다이어트 계획입니다. 태연이는 이대로 해서 체중이 줄어 놀랍고도 기뻤습니다.

〈표 3-2〉 태연이의 다이어트 계획

시간	식사	식사내용
오전 8:15	아침 식사	잡곡빵 적당한 크기, 저지방 우유, 오렌지주스, 잼, 버터
오전 10:30	오전 간식	저지방 우유, 과일
낮 12:30	점심 식사	밥 적당량, 국, 고기반찬, 야채반찬, 디저트는 떠먹는 요구르트
오후 3:30	오후 간식	밀크티나 밀크커피, 과일이나 비스킷 2조각
저녁 6:30	저녁 식사	점심식사와 같음
취침 전	저녁 간식	저지방 우유에 탄 따뜻한 코코아

- 매일 같은 내용의 식사를 하는 게 더 쉬우며, 점차 다양하게 하는 편이 낫습니다. 예를 들면, 닭고기 대신 생선, 사과 대신 다른 과일 등입니다.
- 천천히 하세요. 오래된 습관을 바꾸는 일은 쉽지 않습니다.

얼마나 먹을지 어떻게 결정하나요

당신에게 식사량을 정하기가 어렵다는 것은 맞습니다.

- 다른 사람과 함께 식사를 하세요. 그들이 먹는 양만큼 먹으세요.
- 1인분씩 낱개로 포장된 음식을 사세요. 그만큼만 조리하세요.
- 인공 감미료를 피하세요. 이런 것은 몸에 착각을 일으키게 만듭니다. 몸은 인공감미료에 속아서 단것을 섭취한 후 으레 몸에서 일어나는 대사과정이 일어나지 않게끔 합니다. 당신의 몸은 '단것=열량이 거의 없는 것' 이라고 인식하게 됩니다. 이렇게

되면 신체는 본능적으로 필요한 영양분을 얻기 위해서 단것을 많이 먹고자 하는 충동에 시달리게 됩니다.

언제 그만 먹을 것인가

신체는 식사를 멈추게 하고자 많은 신호를 사용합니다. 하지만 폭식증에서는 이 정교한 신호 체계가 와해됩니다.

1. 한 끼의 식사량: 모든 동물은 먹을 것을 보면 얼마나 먹으면 어느 정도의 열량과 영양을 섭취할지 본능적으로 알고 있습니다.
2. 맛과 냄새는 음식이 우리 몸에 들어가 혈당을 얼마나 높일지를 알게 해 주는 중요한 단서입니다.
3. 위에서 느끼는 포만감은 충분히 영양을 섭취했다는 또 하나의 지표입니다.
4. 음식 섭취 후 혈액에 흡수된 영양소는 포만감을 느끼게 하고, 이러한 포만감은 식후 몇 시간 동안 지속됩니다.

폭식증에서는 식사를 끝내게 하는 이러한 정상적인 신호가 망가져서 당신은 식사를 언제 끝내야 할지 모를 수 있습니다. 이럴 경우 식사를 마치게 하는 특별한 방법이 필요합니다.

수 민 의 사 례

수민은 무엇을 먹든, 언제 먹든, 폭식으로 끝날 것임을 알고 있습니다. 또한 다른 사람과 함께 있는 자리에선 아무것도 먹지 않았습니다. 그래서 친한 친구에게 도움을 요청했습니다. 수민은 같은 기숙사에 있는 친구에게 그녀가 방에서 식사할 경우 15분이 지나면 노크를 해서 함께 식사를 정리하고 커피를 마시며 1시간 동안 같이 있어 달라고 부탁했습니다.

또 다른 방법은 특정 음식을 식사를 마치는 신호로 사용할 수 있습니다.

기 영 의 사 례

기영은 원룸에서 혼자 자취를 하고 있습니다. 기영은 매 식사의 마지막에는 자몽을 먹기로 했습니다. 강한 쓴맛의 자몽은 식사를 마치게 만드는 강력한 끝맺음 신호가 되었습니다.

당신이 성공적으로 이용할 수 있는 당신만의 다른 방법이 많이 있을 겁니다. 어떤 방법이 식사를 멈추게 할 수 있는지 충분히 생각해 보세요.

chapter **04**

폭식, 심한 주전부리, 습관적 과식

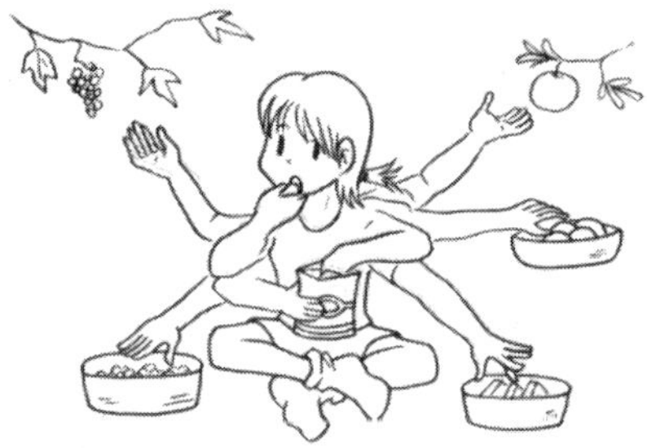

폭식을 뜻하는 'bulimia' 란 '황소처럼 먹는' 이란 뜻입니다. 폭식증이 있는 사람은 대부분 문제의 핵심을 폭식이라고 생각합니다.

영준의 사례

22세의 대학생 영준은 폭식을 다음과 같이 묘사했습니다. "한번 먹기 시작하면 배가 꽉 차서 더 이상 먹을 수 없을 때까지 먹어요. 때로는 배가 터질까 봐 걱정돼요. 거의 숨 쉴 수 없을 지경이죠. 너무 빨리 먹어서 뭘 먹고 있는지도 몰라요. 씹지도 않아요. 이런 행동에 있어 최악은 자제할 수 있는 범위를 완전히 벗어났다는 느낌이에요. 폭식이 나를 압도하여 배가 불러 도저히 못 먹게 되기 전까지는 스스로 멈출 수 없다는 겁니다."

폭식하는 동안 먹는 양과 음식의 종류는 사람마다 다릅니다. 폭식은 '매우 많은 양의 음식을, 빨리, 스스로 조절할 수 없는 상황에서 먹는 것' 이라고 정의합니다. 다소의 과식은 많은 사람이 흔히 경험하는 것으로 건강에 해롭지는 않습니다.

어떤 사람은 폭식이라고 하긴 어려우나, 하루 종일 쉴 새 없이 군것질을 하기도 합니다.

소희의 사례

소희는 6세 때 부모님이 이혼한 뒤 어려운 어린 시절을 보냈습니다. "이혼 후 엄마는 남자친구를 수없이 바꾸었어요. 새 남자친구가 생기면 나는 안중에도 없었어요. 엄마는 자주 밤에 남자친구와 외출하곤 했어요. 그럴 때 엄마는 내게 집 잘 보고 있으라고 용돈을 쥐어 주곤 했어요. 얼마 있다가 둘은 심하게 싸우고 헤어져요. 그러면 엄마는 화가 나고 좌절해서 며칠이고 방에서 나오지 않아요. 그럴 때면 나는 먹는 것으로 달래는 것 외에는 할 일이 없었어요. 무서운 외로움에서 벗어나려고 아침부터 저녁까지 앉아서 과자며 단것을 끊임없이 먹었어요. 15세에 70kg이 넘었지만 키는 겨우 153cm였습니다. 학교에 가면 누구도 나와 놀아 주지 않았어요. 나는 점점 더 먹었어요."
이제 소희는 자상한 남편과 안정적인 관계를 유지하고 있지만, 아직도 남편이 없을 때면 많이 먹습니다. "남편이 며칠 출장 가면, 혼자 집에 앉아 하루 종일 천천히 음식을 먹습니다. 손과 입을 계속 바쁘게 해야만 할 것 같습니다. 아무도 그녀를 돌봐 주지 않던 어린 시절이 회상되기도 합니다. 때로는 왜 먹는지도 모르면서 하루 종일 먹고 있습니다."

다음에 기술할 것은 주로 폭식에 관한 내용이지만, 만일 당신이 종일 주전부리를 달고 살거나, 먹는 것을 위안으로 삼거나, 습관적 과식을 하는 경우더라도 비슷하게 적용할 수 있습니다.

폭식하거나 주전부리를 달고 살거나 먹는 것을 위안거리로 하는 경우, 대게 단것이나 맛있는 것을 그 대상으로 합니다. 이런 음식을 좋아하지만 평소에는 건강에 좋지 않은 음식이라 자제하다가 폭식할 때만 먹는 사람도 있습니다. 혹은 평소 별로 좋아하지 않는 음식이더라도 종류에 상관없이 폭식할 때는 닥치는 대로 먹어 치우는 사람도 있습니다. 어떤 사람은 꽁꽁 언 냉동음식을 먹어 버리기도 하고, 쓰레기통을 뒤지는 경우도 있습니다. 폭식이나 과식을 한 후에는 수치심을 느끼고 자존심에 심한 손상을 입어 자신이 실패한 인생을 살고 있다고 느낍니다.

왜 나는 먹는 것을 조절할 수 없을까

폭식은 의지가 약한 결과가 아닙니다. 폭식의 신체적, 심리적인 원인에는 중요한 이유가 있습니다.

신체적인 이유

단식/절식이 폭식의 직접적인 원인일 수 있습니다. 음식을 먹고 싶다는 갈망은 생존에 필요한 적절한 양의 영양이 공급되지 못하고 있음을 알려 주는 신호입니다. 이런 갈망은 지속적일 수도 있고, 일시적일 수도 있습니다. 아이러니하게도 덜 먹으려고 애쓸수록 폭식하기 더 쉽게 됩니다. 폭식한 후 이를 상쇄시키려고 절식하는 것은 악순환을 초래합니다. 이렇게 되면 몸은 자동적으로 다음 폭식을 프로그래밍 합니다. 술과 약물은 자제력을 감소시켜 쉽게 폭식하게 만듭니다.

심리적인 이유

권태, 우울, 스트레스, 긴장, 외로움 등의 부정적인 감정은 폭식을 불러일으킵니다. 적어도 폭식을 시작할 때 음식은 위로가 되고 이런 부정적인 감정을 견디기 쉽게 해 줍니다. 때로 심한 다이어트 중의 작은 실수에 낙담하여 조절을 완전히 포기하고 폭식해 버리는 경우도 있습니다.

폭식을 하는 신체적 이유와 심리적 이유는 따로 따로 있는 것이 아니라 대개 한 사람에게서 동시에 일어납니다.

폭식을 멈추는 방법

많은 사람이 폭식만 없다면 전혀 문제가 없다고 생각합니다. 불행하게도 폭식은 단독으로 치유되는 부분이 아니라 다른 것들과 관련되어 있습니다. 다음 사실은 매우 중요합니다.

- 시간에 맞추어 식사하면(2장 참고), 몸에 필요한 적절한 영양을 규칙적으로 공급받게 되고 음식에 대한 갈망이 줄어들게 됩니다.

• 폭식을 했을지라도 다음 식사를 거르지 않아야 합니다. 그렇지 않을 경우 또다시 폭식하게끔 프로그래밍이 되어 버립니다.
• 폭식 후의 보상 행동(예, 구토)을 조절해야 합니다(5장 참고).

이렇게 한다면 폭식의 횟수와 강도가 곧 줄 것입니다.

단것에 중독되었나요

폭식증이 없는 사람도 단것을 좋아할 수 있습니다. 하지만 폭식증일 경우에는, 단것에 대한 갈망이 너무 커서 중독된 것처럼 보입니다. 일단 단것을 먹고 나면 더 먹고 싶어지다 결국 자제력을 상실해 버렸던 경험을 해 봤을 겁니다. 단 음식은 다른 음식보다 체내에 빨리 흡수되어 혈당을 올리고, 그 결과 인슐린 분비를 촉진시킵니다. 인슐린은 세포 내로 당 흡수를 촉진시켜 혈당을 낮춥니다. 혈당이 낮아지면 단것에 대한 갈망이 다시 강해집니다. 이런 현상은 특히 당신이 영양 부족 상태일 때 두드러집니다. 또한 저칼로리 감미료가 든 다이어트 음료를 많이 마시면 신체는 단맛은 칼로리가 거의 없는 것이라고 인식해서 결국에는 음식을 많이 먹게끔 합니다.

초콜릿은 엔도르핀을 분비시키며 뇌에 작용하여 행복한 기분을 느끼게 만드는 강화효과가 있어서 다시 더 찾게 만듭니다.

그렇지만 3장의 정상적으로 식사하는 법을 따른다면, 단것에 중독되었다는 느낌은 줄다가 결국에는 사라지게 되어 단 음식을 금지할 필요가 없다는 것을 알게 됩니다. 당신의 식습관이 무질서하다면 단것을 시도할 때 조심하는 편이 낫습니다. 단것을 먹은 후 혈당이 낮아지는 것을 피하기 위해서 다른 음식을 함께 먹는 것이 안전합니다. 식습관에 대한 자신감을 어느 정도 되찾은 후, 소량의 케이크나 초콜릿을 시도함으로써 회피음식에 대한 도전을 시작할 수 있습니다.

폭식의 심리적 측면 다루기

폭식 유발요인을 찾아보세요. 이 요인들은 당신의 신체적, 정신적 상태에 영향을 받습니다. 식사 일기가 유발요인 찾는 것을 도와줄 것입니다(1장 참고). 앞선 경험자의 사례가 있습니다.

효리의 사례

23세의 효리는 출근할 때 버스를 몇 번 갈아탑니다. 버스를 갈아탈 때마다 과자 가게를 지나치고 그럴 때면 무언가를 사곤 했습니다. 효리는 출근길에 폭식을 하기 때문에 집에서 아침을 먹지 않았습니다. 이제 효리는 아침을 먹고 나오기로 했습니다. 오랜 시간 동안 버스를 타는 것이 지루했지만 멀미 때문에 버스에서 책을 읽을 수도 없었습니다. 효리는 돈이 더 들어도 기차를 타고 출근하기로 했고 그 시간에 독서를 할 수 있었습니다. 이러한 단순한 방법만으로도 행동은 매우 좋아졌습니다.

배영의 사례

배영은 오후 근무를 합니다. 때문에 아침은 늘 무료하고 계획되지 않은 시간입니다. 엄마는 일찍 일어나 일을 나가기 때문에 배영은 늦게 일어나 혼자서 아침을 먹어야 했습니다. 배영은 건강을 위해 운동을 생각하지만 습관이 되지 않아서인지 규칙적으로 운동하지 못했습니다. 늦게 자서 피곤할 때는 아침에 일찍 일어나는 것이 힘들어 늦게 일어났고 폭식을 했습니다. 배영이 생각한 해결책은 직장일을 시작하기 전에 일찍 집을 나서서 좋아하는 운동프로그램에 참여하기로 했습니다. 아침에 요가수업을 시작했고 폭식증상은 호전되었습니다.

진미의 사례

병원에 왔을 당시 진미는 하루에 두세 차례 폭식하곤 했습니다. 폭식은 어느 때, 어느 곳에서나 일어났습니다. 폭식은 일정 양상이 없는 것 같았고 왜 폭식을 했는지도 알 수 없었습니다. 치료자는 진미에게 처음 폭식 충동이 들었을 때부터 실제로 폭식이 일어난 때까지 있었던 모든 일을 자세히 기록하게 했습니다. 폭식일기를 분석하자 폭식하기 몇 시간 전부터 작은 일이 꼬이고 누적되고 이 때문에 힘들어한 것이 분명해졌습니다. 이러한 생각, 감정, 행동은 좌절감, 상심, 결국은 폭식을 일으켰습니다. 예를 들면, 어느 날은 일을 하다가 힘들고 지겹다고 느꼈습니다. 오후 2시경에 폭식 생각이 처음으로 떠올랐습니다. 진미는 생각을 떨쳐 내려 했고 컴퓨터 게임을 하면서 관심을 돌리고자 했습니다. 오후 4시경 다시 지겨워졌고 더 강하게 폭식 충동이 들었습니다. 그때 친구에게서 저녁 약속을 취소하자는 전화가 왔습니다. 진미는 폭식할 음식을 사기 위해서 현금 인출기에서 돈을 좀 찾았습니다. 그래도 폭식을 견디어 보려고 다른 친구에게 전화를 해서 약속을 잡으려 했으나 선약이 있다는 말을 들었습니다. 진미는 실망하고 속상한 마음에 음식을 잔뜩 사 집에 가서 폭식을 했습니다.

얼마간의 치료 후, 진미는 위험 상황을 알아차릴 수 있게 되었습니다. 진미는 일상생활 속에서 일어나는 작은 스트레스에 대한 해결책으로 폭식을 해 왔음을 알게 되었습니다. 각각의 위험 상황에 대해 가장 적절한 대처 방법을 찾는 것을 배웠습니다. 예를 들면, 진미는 안내 창구를 지키는 직원인데 아무것도 하지 않고 오랫동안 앉아 있는 시간이 많았기 때문에 직장에서의 무료함이 문제였습니다. 그래서 시간을 낭비했다는 생각이 들지 않게 방송통신대학에 다니기로 했습니다. 학위과정에 등록을 하자 책을 읽어야 하고 과제물 제출 준비도 하다 보니 낮 시간을 바쁘게 지내게 되었습니다. 또한 친구와의 약속이 취소된 경우는 침울해하면서 집에 있다가 결국 폭식을 하느니, 혼자서라도 영화를 보러 가거나 헬스장에 가기로 했습니다.

다음 경희 씨의 예는 폭식의 심리적 이유를 이해하더라도 폭식을 통해 심리적 위안을 얻고 있다면, 행동을 포기하는 것이 쉽지만은 않음을 보여 줍니다.

경희의 사례

경희 씨는 30대 때부터 혼자서 아이를 키우며 직장에 나갔습니다. 어릴 때 성적인 학대를 받은 경험이 있었습니다. 병원에 처음 왔을 때 하루에도 몇 차례씩 구토와 폭식을 반복했습니다. 경희 씨는 치료를 받으면서 낮에 충분히 먹어야 된다는 것을 배웠고, 그 결과 밤에 한 번만 폭식과 구토를 했습니다. 경희 씨는 기뻤지만 어쩐지 폭식과 구토를 완전히 중단하지는 못했습니다. 왜 폭식을 완전히 중단할 수 없는지에 관한 오랜 상담 후 아직도 자신이 어린 시절의 성적 학대의 상처와 힘겹게 싸우고 있다는 것을 알았습니다. 경희 씨는 자신을 아껴 줄 사람을 간절히 원하고 있으나, 동시에 이전의 아픈 기억으로 인해서 관계가 깊어지는 것을 두려워했습니다. 폭식은 그녀의 삶에서 즐거움을 주고 편하게 해 주는 쉽고도 유일한 방법이었으며, 외로운 저녁 시간을 견딜 수 있게 해 주었습니다.

이상의 사례는 다양한 유형의 폭식을 보여 줍니다. 1~2주 동안 식사 일기를 면밀히 적고 관찰하면서 자신의 패턴을 파악해 보세요.

- 일단 당신의 패턴을 파악했다면, 식사 조절능력을 향상시키기 위해 작업해 보세요. 우선 폭식의 장소를 한곳으로 제한해 보세요. 혹은 폭식을 하루 중 한때로 제한해 보세요.
- 폭식을 유발시키는 상황을 적고 대처하는 방법을 찾아보세요.
- 위험 시간대를 예상하세요. 주로 여유 시간이 많은 주말에 폭식이 일어납니다. 주말에 할 수 있는 즐거운 활동의 목록을 만들고 따라 해 보세요.
- 폭식하고 싶을 때마다 폭식을 어렵게 만드는 대체 행동—산책, 전화 걸어 수다 떨기, 친구 만나기 등—을 해서 관심을 분산시켜 보세요. 텔레비전 보기나 잡지 읽기는 바람직하지 않습니다. 텔레비전 보면서 군것질하기 쉽습니다. 상당수의 광고는 우리에게 열등감이 들게 하거나 구매 충동을 자극합니다.
- 배고플 때 시장을 보지 마세요.
- 가족에게 부엌이나 냉장고를 잠그게 하지 마세요. 이는 안에 있는 음식에 강하게 집착하게 만들어 결국 그 음식을 먹게 만들어 버립니다.
- 폭식을 했을지라도 자신을 비난하지 마세요. 폭식행동의 연결고리를 면밀히 관찰하고, 끊을 수 있는 지점을 찾아보세요. 폭식의 악순환을 끊는 행동을 했을 경우 무슨 일이 벌어질지 상상해 보세요. 일어날 상황에 대처하는 힘이 생길 겁니다(8장의 재발 방지 참고).

- 많은 경우 얼마간 폭식을 하지 않으면 상당히 긴장합니다. 반드시 폭식이 일어날 것이고 그러면 원점으로 되돌아갈 것이라고 두려워합니다. 그렇게 되지 않는다는 것을 증명하기 위해 계획된 폭식을 해 보는 것도 도움이 됩니다. 기억하세요. 한순간의 후퇴가 몇 주 동안 이루어 놓은 좋은 성과를 수포로 되돌리지는 못합니다.
- 폭식과 연관된 사람, 장소, 물건 등을 피하세요.
- 폭식증을 앓았다가 회복된 경험자에게 조언을 들으세요. 어떤 것이 도움이 되었는지를 물어보세요.

폭식 충동 다루기

- 폭식 충동의 강도(0부터 10까지의 점수로)와 지속 시간을 기록하세요.
- 폭식이 당신의 생각, 감정, 신체적 상태에 어떤 영향을 미칠 것인지를 다음 사례를 토대로 적어 보세요.

채연의 사례

채연은 폭식하고픈 충동이 혼자 있을 때 생긴다는 걸 알았습니다. 채연은 고등학교 3학년이라 가족이 외출할 때 함께 가지 않고 집에 남아 공부했습니다. 채연은 식사 일기에 폭식이 공부에 대한 스트레스와 외로움을 없애 준다고 적었습니다.

혼자서 혹은 치료자와 식사 일기를 검토할 때 폭식과 비슷한 효과를 얻을 수 있는 다른 활동을 함께 생각해 보세요. 폭식 충동은 배고픔에 대한 정상적인 반응인 식욕 때문에 생길 수 있고, 스트레스 같은 외부 요인에서 시작될 수 있습니다. 먹고 싶은 강한 충동은 전적으로 정상적인 반응이며, 그 갈망을 다루는 방법을 익혀 두어야 합니다.

- **생각 전환법**: 충동을 명확하게 구별하려 하지 마세요. '폭식하고 싶어 죽겠어.' 라고 생각하지 말고, '나는 지금 과식하고 싶은 충동을 느끼고 있어. 점점 강해지겠지만 얼마 후면 사라지고 말 거야.' 라는 생각으로 바꿔 보세요. 충동을 없애려 하지 말고 있는 그대로 느끼게끔 내버려 두세요. 폭식 충동이 들 때 따라 하지 않는다면 미쳐 버리거나 큰일 날 것 같지만 그렇지 않습니다. 충동에 굴복해서 폭식할 필요는 없습니다. 폭식을 하지 않고 버틴다면 충동은 시간이 지나면서 약해져 결국 사라질 것입니다.
- **상상법**: 폭식 충동을 파도타기라고 상상하세요. 몹시 두렵지만 균형을 잃지 않고 쾌감을 느끼며 파고의 정점에서 파도타기를 하고 있다고 상상해 보세요. 파도가 당신을 삼키지 않도록 집중하세요. 혹은 폭식충동을 괴물이라고 상상해 보세요. 괴물의 존재를 인식하자마자 재빨리 머리를 동강이 내어 없애 버리세요. 충동을 당신 내부에서 자라고 있는 암적인 존재라고 상상해 보세요. 그리고 당신은 암 덩어리를 잘라 버리는 외과의사입니다.
- **논리적 사고**: 먹는 것이나 폭식이 주는 단기적 이득이 생각날 때

마다 장기적 측면의 부정적인 결과를 생각해 보세요.

- **관심 분산법**: 폭식 충동을 떨쳐 버릴 수 있는 대안 활동의 목록을 만들어 보세요.

분노나 좌절감이 유발요인이라면, 다른 식의 대처가 유용할 수 있습니다. 자기표현과 자기주장 훈련이 필요할 수도 있습니다(11장 참고).

실 수

실수는 있을 수 있습니다. 이는 회복의 과정에서 중요하고 필요한 부분입니다. 실수나 후퇴를 실패라고 생각하지 말고 도전과 경험을 통해 배우는 것으로 생각하세요. 가장 중요한 것은 이를 원점으로 돌아가는 것으로 생각하지 않고 앞으로 나아가는 과정으로 받아들이는 것입니다.

실수를 범했을 때 어떻게 하나요

- 일단 멈추고 생각하세요! 가능한 한 빨리 개입을 하려고 노력하고, 그 상황에서 벗어나도록 하세요.
- 마음을 진정하세요. 당황하지 말고 냉정하게 한 발짝 떨어져서 자신을 관찰하세요. 당신의 첫 반응은 죄책감이나 자책일 겁니다. 이러한 감정이 서서히 썰물처럼 빠져나가게 하세요. 실수

는 회복에 이르는 여정에서 필요한 정상적인 부분임을 기억하세요.

- 스스로와의 치료 약속을 재검토하세요. 처음에 썼던 손익계산서와 편지를 꺼내 다시 읽어 보세요. 그동안 당신이 얼마나 많이 이루었는지를 생각하면서 다시 마음을 다져 봅시다.
- 실수를 일어나게 한 상황을 검토하세요. 초기에 위험 경고가 있었나요? 경고에 대처할 시도를 했었나요? 다음에 대비해 실수를 통해 무엇을 배웠나요?
- 다시 주도권을 잡으세요. 대처 기술을 실천해 보세요. 다시 시작하세요.
- 도움을 요청하세요. 지금이 조력자가 필요할 때입니다. 즉시 조력자를 만나세요.

chapter **05**

체중 조절법: 꿩 먹고 알 먹고 할 수 없다

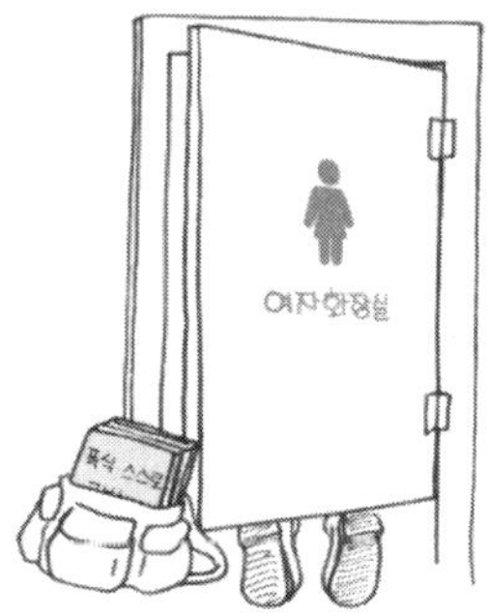

여러분은 식사 제한 이외의 체중 조절법에 관해 한번쯤은 들어 봤을 겁니다. 흔한 방법은 구토, 변비약이나 이뇨제를 복용하는 것 등입니다. 다이어트 하나만으로는 만족스러운 효과가 없다고 느낄 때나 처음 폭식이 생겼을 때 이상의 방법으로 체중을 조절하려는 경우가 많이 있었을 것입니다. 여러분은 “꿩도 먹고 알도 먹을 수 있다.”라고 생각할 수 있겠지만 현실은 매우 다릅니다. 아마 여러분 마음속에서는 이런 방법이 수치스럽고 걱정될 겁니다. 걱정하는 것이 당연합니다.

다양한 체중 조절법의 진실

앞에서 말한 체중 조절법의 효과가 어떠한지 자세히 살펴볼까요? 우선, 구토는 먹은 후 얼마 있다가 토하는지, 얼마나 오랫동안 상습적으로 해 왔는지에 따라 먹은 열량의 30~50%까지 제거할 수는 있지만 체중을 줄이는 데는 전혀 도움이 되지 않습니다. 구토를 할수록 몸은 더 음식을 찾게 될 것이고, 이로 인해 더 폭식을 하게 되고, 결국 다시 구토를 하고 싶어집니다. 이렇게 악순환이 시작됩니다.

변비약과 이뇨제는 칼로리를 제거하지 못합니다. 체중을 줄일 수 있다고 생각할 수도 있겠지만 체액감소에 따른 일시적인 현상일 뿐입니다. 이렇게 되면 여러분의 몸은 항이뇨호르몬이나 알도스테론, 레닌 같은 호르몬을 분비해 수분손실을 막습니다. 이런 호르몬이 체액 손실에 반응해 많이 분비되면 체내에 수분이 저류되어 몸이 붓고 무겁게 느껴지게 됩니다. 아침에는 눈 주위가, 저녁에는 발목 주위가 붓는 걸 경험했을 겁니다. 이때 여러분은 어떻게 하시겠습니까. 아마 사용하던 변비약이나 이뇨제를 더 많이 복용하고 싶어질 겁니다. 결국 악순환이 반복됩니다.

변비약을 오랫동안 복용하면 장이 늘어져서 오히려 만성 변비를 일으킵니다. 점차 변비약의 양을 증가시켜야 하고 그럴수록 변비는 더 심해집니다. 또 다른 악순환에 발을 내딛게 되는 겁니다.

다양한 체중 조절법의 부작용

이런 방법 때문에 건강에 여러 가지 문제가 발생하게 됩니다. 이런 것에 대해 꼭 알아 두어야 합니다.

- 구토, 변비약, 이뇨제는 혈액 내 염분 및 수분 손실을 초래합니다. 이건 만성 피로감, 허약감, 집중력 저하, 어지럼증, 두통, 심장 두근거림 등을 초래합니다. 또 간질발작, 부정맥, 신장손상을 일으킬 수도 있다는 사실을 꼭 기억해야 합니다.
- 구토에 의해서 역류된 위산은 치아의 에나멜질을 녹여 치아가 부식되고 찬 것에 예민해지게 만듭니다.
- 턱 주위 침샘이 부어오르는데, 이는 구토할 때마다 타액을 보충해야 해서 침샘이 과도하게 작동하기 때문입니다. 이것은 위험하지는 않더라도 살이 찐 것처럼 얼굴이 부어 보이게 하고 종종 통증을 초래합니다. 심하면 볼거리를 앓고 있는 것처럼 보입니다. 살이 찐 것이라 생각해서 체중을 더 빼야 한다고 생각해서 구토를 더 하게 만들기도 합니다. 이는 또 다른 악순환으로 진행됨을 의미합니다.
- 구토는 식도와 위에 손상을 줄 수 있습니다. 흔히 위통이 있고 피를 토하게 되며 음식 역류가 상습적으로 일어납니다.
- 변비약을 오래 사용하면 장에 있는 미세한 신경이 손상될 수 있습니다. 그래서 장 마비를 초래할 수 있습니다. 이것은 외과적 치료가 요구되며, 생명에 위험을 줄 수 있는 부작용입니다. 화

장실에서 힘을 줄 때 무력해진 직장이 항문으로 빠져나오는 탈장이 발생할 수 있습니다.

• 아래의 단어 중에 당신에게 해당되는 것에 표시해 보세요.

만성피로감	토혈
탈모	치아문제(예: 치아부식 등)
허약감	기절
집중력장애	부정맥
어지럼	변비
두통	혈변
가슴 두근거림	탈장
위통	신장(콩팥) 결석
소화불량	신장염
신(콩팥)부전	발목부종
월경불순	

이런 문제의 대부분은 다행스럽게도 가역적이기 때문에 구토, 이뇨제, 변비약 사용을 중단한다면 빨리 회복됩니다. 현재 당신에게 이런 의학적 문제가 나타나고 있지 않다면 어느 정도 안도감을 느낄 것입니다. 그러나 명심해야 할 것은 이 중 어떤 것은 증상으로 나타날 때까지 시간이 걸리기 때문에 지금 이 순간에도 여러분에게서 진행되고 있을 수 있다는 사실입니다.

체중 조절법에 대한 태도

사람들은 구토, 변비약, 이뇨제에 다양한 태도를 보입니다.

A 타입 어떤 사람은 구토하는 걸 일종의 신체적 필요성 때문으로 봅니다. 이 사람들은 구토가 자신의 책임이라고 여기지 않습니다. 15세에 식이장애가 시작되었던 25세의 배우인 지연을 보십시오. "폭식을 했을 때 정말로 위장이 꽉 찬 걸 느끼고 가만 있어도 토할 것 같아요. 이게 고민이에요. 실제로 저는 구토를 하는 게 아니에요. 단지 허리를 굽히기만 하면 먹은 게 나와요. 그냥 그렇게 해도 구토하게 되어요."

B 타입 또 어떤 사람은 구토, 변비약이나 이뇨제 복용을 일상의 일부인 습관으로 여깁니다.

- 나영: 구토는 단지 양치질 같아요. 구토할 때 별 느낌이 없고 오히려 그렇게 하는 건 저에게 깨끗한 느낌을 줘요. 토하지 않고는 못 견뎌요.
- 미리: 식사 후 항상 변비약을 5알 먹어요. 그러는 데 너무 익숙해져 특별히 문제가 있다고 생각하지 않아요.

C 타입 그러나 어떤 사람은 이런 행동을 고통스럽고 수치스럽게 여깁니다.

• 수지: 매일 변기에 머리를 처박는 내가 너무 싫고 창피해요. 어떻게 이런 걸 하게 됐는지? 어떻게 이렇게 맥없이 무너질 수 있는지? 토하고 나면 완전히 황폐한 듯 느끼고 다시는 그러지 않을 거라고 다짐해요. 하지만 구토는 반복되고 고민은 다시 시작돼요.
• 영희: 어제 5시간 동안 폭식했어요. 그런 후 완전히 공황상태에 이르러 변비약을 80알 가량 복용했죠. 밤새도록 화장실에 있었고 심한 복통으로 힘들었어요. 저 자신이 혐오스러웠지만 그런 벌을 받아 마땅하다는 느낌을 지울 수 없었어요.

다음 중 어느 것이 당신의 태도를 가장 정확히 묘사하는지 ○를 표시하세요.

A 타입　　B 타입　　C 타입　　기타(기술해 보세요)

당신이 A나 B형에 속한다고 느낀다면 항상 그랬었는지를 다시 한 번 자문해 봐야 합니다. 그것은 신체적, 심리적 고통을 외면해 왔다는 것을 의미합니다. 그 행동으로 초래된 여러 감정들을 느끼고자해야 합니다. 구토나 변비약 및 이뇨제 사용의 부정적 측면(통증, 위험, 수치심)을 무시할수록 그런 행동을 그만두기 점점 더 어려울 겁니다.

구토 중단하기

당신이 다음 경우라면 계획 A를 따르세요.

- 1주일에 단지 2~3회 구토를 한다.
- 주로 폭식한 후에 몇 시간 지나 구토를 한다.
- 때로는 폭식한 후에도 구토를 하지 않는다.

이런 경우는 계획 B를 따르세요.

- 거의 매일 구토를 한다.
- 폭식뿐 아니라 간식이나 식사 후에도 구토를 한다.

계획 A 당신은 그렇지 않다고 생각할지 모르지만, 어느 정도 구토를 통제하고 있습니다. 이 계획은 당신이 좀 더 통제력을 가지게 합니다.

- 지난 2~3주일을 돌아 보세요. 1주일 동안 가장 많이 구토한 경우 몇 회입니까?
- 앞으로 1주일 동안은 그보다 1회 더 적게 하려고 노력하세요.
- 위의 방법을 쉽게 할 수 있다면 그다음 주에 구토 횟수를 1회 더 줄이세요.
- 할 수는 있지만 힘이 든다면 같은 과정을 쉬워질 때까지 반복하세요.

• 구토를 멈출 때까지 매주 또는 2주일에 1회씩 구토 횟수를 줄여 나가세요.

시작하기 전에 충고 몇 가지: 주초에 일기에 이번 주의 목표를 쓰고, 그 목표를 정확히 지키도록 하세요. 그러나 너무 빨리 변화시키려고 무리한 목표를 세우지는 마세요.

• 폭식을 했다면 가능한 한 모든 수단을 동원해서 구토를 참아 보세요. 너무 어렵다면 최소한 토하는 것을 늦추도록 노력하세요. 이런 시도가 당신의 불안함을 유발한다면 계획 2의 방법을 시도해 보세요.
• 그 주에 계획된 것보다 더 많이 토한다면 지난주의 목표로 돌아가는 게 좋습니다. (회복의 길엔 종종 2보 전진을 위한 1보 후퇴도 있다는 걸 기억하세요.) 지난주에 너무 욕심을 내지 않았는지 돌아보세요.

계획 B 체중증가에 대한 두려움이나 심리적 불안을 다루는 방법으로 토하는 것에 익숙해져 있어서 이런 행동을 그만두는 것이 어려울 겁니다. 아마도 단지 두 가지 형태(배가 아플 때까지 가득 먹거나, 속이 완전히 빈 상태)만을 알고 있는 겁니다. 식이장애가 아닌 보통 사람이라면 약간 허기진 상태부터, 식후 기분 좋게 배가 부른 상태를 포함해서 그 사이에 많은 중간 상태가 있다는 것을 압니다. 여러분은 다시 이런 중간 상태에 익숙해지려 노력해야 합니다. 이것은 구토를 단계적으로 지연시키는 방법을 통해 잘 해결할 수 있습니다.

- 지난 1~2주일을 돌이켜 보세요. 먹고 나서 평균 얼마나 있다가 토했나요?
- 다음 1주일 동안은 토하는 걸 어느 정도만이라도 참아 보세요.
- 그다음 주엔 조금씩 간격을 늘려 보세요. 이 주의 목표를 충분히 달성했으면 좀 더 길게 시간을 늘려 새로운 목표를 위해 노력하세요.
- 먹은 직후에 항상 토한다면, 아주 짧은 시간 동안이라도 지연시키려 노력하세요. (단지 5분 정도라도) 적절한 목표를 정하고 그것을 확실하게 달성하는 것이 너무 욕심을 내는 것보다 더 빠른 해결 방법입니다.

불안을 다루는 법

구토를 참으면 매우 불안해 좌불안석이 될 것입니다. 아마 속이 더부룩해지고 체중증가에 대한 두려움은 하늘 끝까지 올라갈 것입니다.

- 불안을 극복하는 가장 좋은 방법은 관심을 다른 데로 돌리는 겁니다. 예를 들면 친구에게 전화를 한다거나 다른 사람과 함께 있거나 산보하러 나가는 등 4장에 설명한 관심 전환법, 주의분산법, 상상법 등을 해 보는 겁니다. 텔레비전을 보거나 독서를 하는 건 항상 화장실이 가까이 있기 때문에 대개 덜 성공적입니다.

미정의 사례

미정은 35세의 주부로 두 아이의 어머니인데 바느질을 좋아했습니다. 그래서 관심전환법으로 바느질을 이용하기로 했습니다. 토하고 싶다고 느낄 때마다 조각이불을 만들기 위한 조각 천을 하나씩 더 짰습니다. "뜨개질은 불안을 낮추는 데 도움을 주었어요. 동시에 조각이불이 완성되어 가는 것은 내가 불안을 무언가 유용한 것으로 바꾸었다고 느끼게 해 가슴 뿌듯했어요."

주연의 사례

반면 주연은 영적인 해결책을 찾아냈습니다. "토하고 싶을 때는 대개 로사리오의 기도를 해요. 불안이 너무 강하다면 집 근처의 교회에 가서 기도를 했어요."

- 당신에게 효과 있는 방법을 찾는 것이 중요합니다.
- 카드를 지니고 다니면서 자신에게 격려가 되거나 경각심을 일으키는 문구를 적는 것이 도움이 될 수 있습니다. 어떤 사람은 웃음을 주는 코믹송이나 간단한 시를 짓기도 합니다.

채연의 사례

채연은 재능 있는 가수 지망생이었습니다. 구토로 인해 목소리가 쉴 가능성이 있다는 걸 들었을 때 카드에 다음과 같이 썼습니다. "나는 가수가 되고 싶다. 나는 목을 상하게 하고 싶지 않다. 구토에 빠지지 말아야 한다." 토하고 싶을 때마다 카드를 꺼내 큰 소리로 읽었습니다. 카드에 써 있는 말을 큰 소리로 읽는 건 구토에 저항할 수 있는 힘을 주었습니다.

수진의 사례

수진은 많을 땐 한 번에 100알 정도의 변비약을 먹곤 했는데 카드에 다음과 같이 썼습니다. "이걸 계속하면 건강에 심각하게 손상을 줄 거다. 그만두어야만 한다." 변비약을 먹고픈 충동을 느낄 때 몇 차례 카드를 꺼내 보고 곧 포기하고 말았습니다. 변비약 남용이 초래할 결과에 대한 공포심이 복용 충동을 억제시켰기 때문입니다.

수진의 사례에서 보듯이 카드를 쓸 때 일반적인 내용이 아니라 당신 에게 구체적인 것, 부정적인 것보단 긍정적인 것을 쓰는 게 더 낫습니다.

황금규칙

- 한 번에 하나씩 시도하고, 그 하나를 1주일 동안 합니다.
- 실패한다면 목표를 쉽게 수정해서 다시 시도합니다.
- 특히 주별 목표를 달성했을 때 자신에게 보상하는 방법을 찾는 것이 중요합니다. 그렇게 하지 않으면 1주일마다의 호전 정도가 너무 미미해 당신이 잘하고 있다는 것을 기억하기가 어렵기 때문입니다. 다음에 보상의 예가 있습니다. 여기에 당신의 생각을 추가하세요. 자신에게 적합한 근사한 보상목록을 만들어 보세요.

  – 책 한 권
  – 꽃 한 다발

– 화초 화분 하나

– 귀걸이

– 야외로의 하루 여행

• 완전히 구토를 멈출 때까지 다음 사실을 알아야 합니다. 구토 직후엔 양치질을 하지 않도록 합니다. 왜냐하면 위산이 치아를 문질러 상태를 더 악화시키기 때문입니다. 물, 탄산수(bicarbonate)나 불소액으로 간단히 입을 헹구는 것이 좋습니다.

변비약 및 이뇨제 중단하기

특히 당신이 매일 상당한 양의 변비약이나 이뇨제를 복용해 오다가 갑자기 중단하면 반동으로 부종이 생길 수 있습니다. 하제와 이뇨제를 점차적으로 줄여 나가는 것이 더 쉬울 것입니다. 복용하는 약의 수를 줄이거나 일주일 중 약을 복용하지 않는 날을 늘려 나가는 방법이 있습니다.

변비 해결하기

변비약을 중단하면 얼마간은 필연적으로 변비가 생깁니다. 변비는 속을 불편하게 하고 더부룩하게 합니다. 일반적으로도 많은 여성들이 변비가 생기기 쉽고 매일 규칙적인 배변을 하지 못한다는 사실을 기억하십시오.

- 식단에 야채, 해조류, 과일을 포함하면 도움이 될 것입니다.
- 아침 식전 따뜻한 음료는 장운동을 촉진시킵니다.
- 도정이 덜 된 곡류를 너무 많이 드시지 마세요. 이건 위에 팽만감을 주고 가스를 차게 합니다.
- 하제 대신 말린 자두나 해조류를 복용하세요.

부종 처치

변비약이나 이뇨제를 점차 줄임에도 얼마 동안은 부종이 생기기 쉽습니다. 부종을 막기 위해서는 다음과 같이 하세요.

- 얼굴 주위의 부종을 피하기 위해서는 상체를 살짝 올려 기대앉은 포즈로 잠들어 보세요.
- 발목 주위의 부종을 막기 위해서 다리 올리기를 자주 시도해 보세요.

chapter **06**

신체에 자신감 갖기

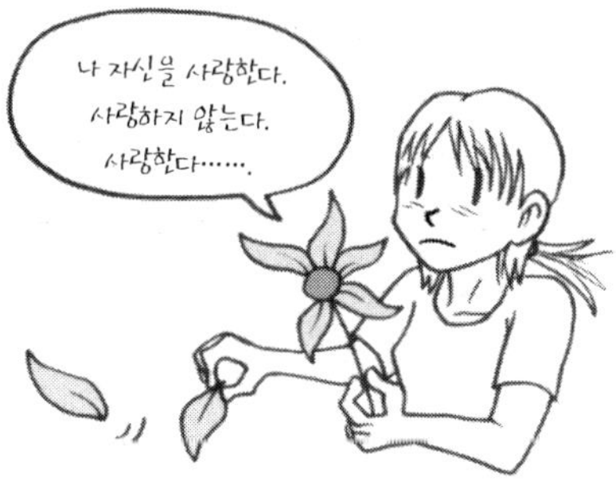

폭식증을 겪는 사람은 많은 경우 자기 몸에 대해 혐오스럽게 느낍니다. 신체를 자신의 일부가 아닌 없애 버리고 싶은 증오의 대상으로 취급합니다. 많은 폭식증 환자는 자신의 벗은 몸을 보는 것, 몸을 만지는 것 또는 다른 사람이 자신과 육체적으로 가까워지거나 신체에 손대는 것을 견디지 못합니다.

자영의 사례

자영은 아주 귀엽고 자그마한 28세 여성인데 자신의 몸에 대해 다음과 같이 말했습니다. "거울 속에 있는 나를 볼 때 흉악스럽게 생긴 괴물을 보는 것 같아요. 얼굴에 생기기 시작하는 주름살, 거북이의 목처럼 짧은 목, 젖가슴은 처지고, 배는 나오고, 다리근육은 축 늘어졌어요. 남자친구는 내가 신체에 대해 부끄러워할 게 없다고 하고, 많은 남자들이 내 외모에 호감을 표시하지만, 그렇다고 해서 내가 스스로에게 가지는 느낌을 바꾸지는 못해요. 목욕할 때 누군가가 들어와서 나를 보는 일이 없도록 문을 걸어 잠그지요. 숨어서 옷을 벗고 재빨리 씻어요. 알몸으로 있는 걸 견딜 수가 없어요. 옷으로 가리지 않으면 고통스러워요. 남자친구가 신체적으로 밀착하는 것을 참을 수 없고 나를 만지도록 내버려 둘 수가 없어요. 몇 달째 사랑을 나누어 본 적도 없어요. 예쁜 옷을 좋아했지만 지금은 몸을 감추기 위해 크고 헐렁한 옷만 입어요. 나는 발랄한 댄서였지만 지금은 더 이상 일하러 나갈 수가 없어요. 축 늘어진 살이 흔들리는 것을 생각하면 참을 수가 없어요."

당신이 이처럼 강하게 반응하진 않을 수 있습니다. 약간의 체중증가, 월경 전 부은 느낌, 외모에 대한 타인의 언급 같은 특이한 유발요인이 신체에 대한 나쁜 느낌을 자극할 수 있습니다.

혜영의 사례

"새로 산 스웨터를 입고 일하러 갔어요. 좋아하는 동료가 정말 멋있는 스웨터라고 말했지요. 그 즉시 '멋있는 스웨터가 안 어울리는 여자'라는 뜻으로 말한 것이라는 생각이 들었고 내가 얼마나 절벽가슴인지를 알아챈 것처럼 느껴졌어요. 그 후 3일간 그 생각을 떨쳐 버릴 수가 없었어요. 이후로 그 동료와 이야기하는 걸 피해 왔어요."

호연의 사례

"길을 걸을 때 사람들이 뒤에서 불쾌한 말을 하는 걸 종종 들어요. 내가 원인이 될 행동을 하는 건 절대로 아니에요. 얼마 전엔 공사현

장 근처를 걸어가는데 남자 몇이서 일하는 것을 보며 횡단보도를 건넜어요. 그들은 휘파람을 불면서 내 관심을 끌려고 노력했어요. 나는 아무것도 듣지 못한 것처럼 단지 앞만 보고 걸었지요. 그때 한 명이 엉덩이 한번 크다고 외쳤고 모두 웃었어요. 그런 일이 일어날 때마다 외모에 자신감 없는 나 자신이 모두 끄집어내어지고 나는 매력이 전혀 없다고 느껴져요. 전혀 모르는 사람들에게 그런 말을 반복해서 듣는다면 그것이 어느 정도는 사실이라는 걸로 받아들여지지 않겠어요?"

외모와 상관이 없는 스트레스, 긴장, 유쾌하지 못한 사건, 즉 상관으로부터 업무에 핀잔을 듣거나 집에 수도관이 터졌을 경우에도 식이장애 환자는 신체에 대한 불만이 커지는 식으로 반응할 수 있습니다. 많은 경우에 식이장애 환자는 자신 및 인생에 대한 느낌을 나타내는 가장 예민한 지표는 자신의 신체에 대해 어떻게 느끼는가가 됩니다.

체형에 대한 바른 이해

- 근처 미술관, 박물관, 도서관에 가서 여성에 대한 그림이나 조각을 보십시오. 그들의 모습이 수 세기에 걸쳐서 어떻게 변해왔는지를, 또 문화에 따라서 어떻게 다른지를 보세요. 조선시대 여인, 고대 그리스 로마시대의 조각상, 아프리카 원주민 여성의 사진이 있는 엽서를 사서 침대 머리맡에 꽂아 두세요. 무엇을 느끼나요?

- 카페에 앉아 지나가는 사람들을 주시해 보세요. 패션모델처럼 늘씬하지 않지만 그래도 멋있어 보이는 사람을 찾아보세요. 무엇 때문에 멋있어 보입니까? 옷을 입는 스타일? 자세? 표정? 그 외에 또 어떤 것이 느낌을 결정하나요?
- 걱정이 되는 신체의 작은 부분부터 마사지를 시작하세요. 이 부분을 정성껏 부드럽게 다루세요(예를 들면, 크림으로 문지르거나 마사지하거나). 이렇게 다룰 수 있는 신체 영역을 점차 늘려나가세요.

몸에 친숙해지기

- 전신거울 앞에서 벗은 채 자신을 보세요. 머리에서 발끝까지 자세히 보세요. 귀와 발바닥도 잊지 마세요. 손거울을 이용해 등도 보세요. 무엇이 보입니까? 자신의 신체에 대해 좋아하는 것 세 가지와 좋아하지 않는 것 세 가지를 쓰세요. 자신에게 좋게 느껴지는 것을 반드시 찾아내세요.
- 친한 친구(남녀 각각)와 잘 모르는 사람(남녀 각각)이 당신의 외모에 대해서 좋아할 것 같은 세 가지와 좋아하지 않을 것 같은 세 가지를 쓰세요.
- 눈을 감은 뒤 몸을 만지고 쓰다듬어 보세요. 얼굴에서 시작해 점점 밑으로 이동하면서 모든 다른 부분에 대해 충분히 느껴 보세요. 무엇이 느껴지나요? 당신의 피부가 거친가요, 아니면 부드러운가요? 따뜻한가요 아니면 차가운가요? 심장 뛰는 게 느

껴지나요? 숨을 쉴 때마다 가슴이 움직이는 게 느껴지나요? 배 속에서 꼬르륵 소리가 납니까? 이렇게 하는 게 즐거운가요? 불쾌한가요? 두려운가요?

- 벽에 기대어 서세요. 어깨와 머리를 벽에 꼭 붙여 보세요. 무엇이 느껴지나요?
- 고개를 들고 몸매에 자신이 가득 찬 사람처럼 걸어 보세요. 머리나 목에 너무 힘을 주진 마세요. 목에 통증과 긴장을 줍니다(줄에 매달려 있는 양 가볍게 흔들며 걸어 보세요.).
- 좋아하는 느린 음악을 틀고 부드럽고 조용하게 춤을 춰 보세요. 자, 이젠 좋아하는 빠른 음악으로 바꾸고 할 수 있는 한 격렬하게 춤을 추세요. 그리고 이완하세요.

당신의 몸 돌보기

자기 몸을 좋아하지 않는다면, 신체리듬을 따르기보다는 신체의 신호를 무시하고 신체를 소홀히 할 가능성이 많습니다. 다음에 신체에 영양을 주는 방법이 있습니다.

- 밤에 충분히 자도록 하세요. 낮 동안에도 잠깐이라도 휴식을 취하세요. 쉴 새 없이 자신을 몰아붙이지 마세요.
- 몸으로 할 수 있는 일, 또는 몸이나 외모를 위해 할 수 있는 일, 그러면서 당신에게 좋은 느낌을 줄 수 있는 일의 목록을 만드세요. 산보, 목공일, 일광욕, 수영, 정원가꾸기, 댄스, 머리손질,

마사지, 아로마 목욕은 어떨까요? (당신이 만든 목록의 대부분이 격렬한 운동이라면, 이런 것을 진실로 즐기는지 또는 체중을 뺄 수 있다는 이유만으로 좋게 느끼는 건 아닌지를 생각해 보세요.)

• 이완법은 신체와 마음을 재충전하는 매우 좋은 방법의 하나입니다. 이완법의 목적은 낮 동안 정상적으로 의식을 갖고 깨어 있는 것과 잠들어 있는 것의 중간 상태를 경험하도록 하는 것입니다. 자동차에 비유한다면 공회전 상태, 즉 기아가 빠져 있는 중립상태가 되길 원하는 것이죠. 이완에는 몇 가지 기법이 있습니다. 그중 어느 것이 당신에게 적합한지 알기 위해서는 모두 시도해 보세요. 쉽게 될 거라고 예상하거나 마술처럼 순식간에 해결될 거라고 생각하지 마세요. 사이클링이나 수영 등 여타의 기술처럼 이완법에 익숙해지기 위해선 규칙적인 연습이 필요합니다.

규칙적인 연습에도 불구하고 어떤 사람에게는 이완상태에 도달하는 게 어려울지도 모릅니다. 이완 훈련용 테이프가 도움이 될 수 있습니다. 아래 지시사항을 녹음해서 당신에게 맞는 것을 직접 만들 수도 있습니다.

긴장이완훈련 1

이 연습은 점진적 근육이완법에 기초한 것인데 근육을 체계적으로 긴장 및 이완시켜서 육체적 이완상태를 유도하는 방법입니다. 편안한 의자에 앉아 옷을 느슨하게 하고 안경을 썼다면 벗고 방 안을 따뜻하게 하세요. 이제 시작할 준비가 된 것입니다.

- 눈을 감고 호흡에 집중하세요. 숨을 깊이 들여마시고 잠시 참았다가 다시 내쉬는 걸 반복하세요. 숨 쉬는 리듬을 일정하게 하시고 호흡을 너무 빨리 해서 머리가 멍해지지 않게 하세요. 이 완훈련 동안 여러 근육을 긴장시켰다가 이완시키는 것을 반복할 것입니다. 근육을 긴장시킬 때 숨을 들여마시고 이완시킬 때 내쉬면 좀 더 쉬울 것입니다.
- 가능한 한 힘껏 눈을 꼭 감고 이를 악물고 입술을 오므리세요. 얼굴 근육들이 조여지는 것을 느끼고, 근육을 이완시키면서 긴장이 줄어드는 것을 느껴 보세요. 그리고 다시 숨을 들이마시면서 눈을 꼭 감고 이를 악물고 입술을 오므렸다가 근육이 이완되도록 하면서 숨을 천천히 내쉬세요. 다시 한 번 얼굴근육에 힘을 주어서 잠시 참았다가 천천히 숨을 내쉬면서 근육이 이완되게 하세요.
- 계속 일정한 리듬으로 숨을 쉬면서 어깨를 귀 있는 데까지 올리세요. 숨을 내쉬면서 어깨를 내리세요. 목과 어깨의 긴장이 사라지는 것을 느끼면서 2회 더 반복하세요.
- 육체미하는 사람처럼 상박 근육에 힘을 주세요. 잠시 멈추었다가 숨을 내쉬면서 이완시키세요. 상박 근육을 긴장시켰다가 이완시켰을 때 얼마나 무겁게 느껴지는지를 느껴보세요.
- 주먹을 꽉 쥐고 잠시 있다가 이완시키세요. 다시 주먹을 꽉 쥐었다가 서서히 손가락을 펴세요.
- 깊게 숨을 들여마셔서 가슴의 근육이 팽창되는 걸 느껴 보세요. 잠시 멈추었다가 천천히 숨을 내쉬세요. 반복해서 깊이 숨을 들이마시고 멈추었다가 숨을 내쉬세요.

- 복부 근육에 힘을 잔뜩 주세요. 잠시 참았다가 이완시키면서 숨을 내쉬세요. 2회 더 반복하세요.
- 다음은 허리와 엉덩이 근육입니다. 근육을 긴장시켜서 참았다가 이완시키세요. 2회 더 반복하세요.
- 숨을 들이마시면서 허벅지 근육에 힘을 주세요. 그대로 잠시 있다가 숨을 내쉬면서 이완시키세요. 2회 더 반복하세요.
- 발가락을 몸 쪽을 향해 위로 올려 보세요. 그리고 종아리 근육을 긴장시키고 잠시 멈추었다가 이완시키세요. 1회 더 반복하세요. 다리와 발이 무겁게 느껴져야 합니다.
- 고르게 숨을 쉬세요. 이제 당신의 몸이 이완되고 편안하게 느껴질 겁니다. 약간 묵직한 느낌을 가지고 의자 속으로 가라앉는 것처럼 느껴집니다. 머릿속으로는 즐거운 생각을 하세요.
- 천천히 눈을 뜨고 서서히 몸을 움직여 주변을 인식하면서 이완훈련을 끝냅니다. 당신은 이제 차분하고 상쾌하면서 편안하고 각성된 상태를 느낄 것입니다.
- 이 훈련을 평소에도 하루에 2~3회 반복하세요. 당신이 숙달되었다고 느낀다면 근육훈련은 최소한으로 하면서 정신적인 방법으로 이완상태에 도달될 때까지 사용하는 근육의 수를 점차 줄여 가세요.

긴장이완훈련 2

- 두 눈을 감고 숨을 깊이 들이마시고 잠시 참았다가 부드럽게 내쉬세요. 다시 한 번 숨을 들이마시고 참았다가 서서히 내쉬세

요. 이 연습을 통해 호흡을 고르게 하세요.

- 당신의 몸이 부드럽고 고운 모래로 꽉 차 있고 손가락과 발가락 끝에 조그만 구멍이 있다고 상상하세요. 몸 안의 모래가 손가락과 발가락을 통해서 점점 빠져나갑니다. 점점 모래가 빠져나가는 느낌이 들면서 몸은 나른해지고 묵직하게 느껴집니다.
- 모래가 몸을 빠져나가기 시작하면서 머리가 앞으로 기울어지게 하세요. 점점 머리가 숙여지면서 팔과 복부가 나른하고 무겁게 느껴지면서 의자 속으로 가라앉는 느낌이 옵니다. 다리에서도 모래가 서서히 빠져나가는 것을 느낄 수 있습니다. 그러면서 다리의 근육이 이완되고 나른한 것을 느낍니다. 마지막 모래알이 발가락에서 빠져나가면서 전신이 이완되고 편안해지고 묵직해짐을 느낍니다. 눈을 계속 감고 숨은 천천히 고르게 쉬면서 즐겁고 평온한 생각 속으로 상상의 나래를 펴세요. 이완훈련을 끝내고 싶을 때는 천천히 눈을 뜨고 주위를 살피세요. 천천히 팔다리를 움직이세요. 이제 당신은 차분하고 상쾌하고 편안하며 각성된 상태를 느낄 것입니다.

몸과 함께 살기

좋아하지 않는 신체와 더불어 사는 것은 어렵습니다. 우리가 본 많은 환자는 인생을 즐기는 것을 피합니다. 외출을 하지 않고 대인관계를 피하면서도 그들 모두는 똑같은 꿈을 꿉니다. '내가 좀 더 날씬하고 허벅지도 좀 더 가늘고 배가 나오지 않았다면, 생활은 완전히 달라질 텐데.' 어떤 사람은 이러한 생각에 사로잡혀 시간을 낭비합니다.

안된 일이지만 식이장애 초기에 사람들은 심한 다이어트를 통해서 잠시 이상적인 외모를 갖게 되고 몇 년이 지난 후 이 시기를 어떤 희생을 치르더라도 돌아가고 싶은 가장 좋았던 시절로 회상하기도 합니다. 잠시의 만족을 위해 치렀던 대가가 얼마나 컸던지를 기억하는 사람은 거의 없습니다.

주 연 의 사 례

"나 자신에 대해서 솔직하게 말한다면, 내 몸무게가 48kg이었을 때에도 모든 것이 좋지는 않았었어요. 밤낮으로 음식을 생각했고 그런 꿈을 꾸었지요. 때때로 강제로 먹여지는 악몽도 꾸었어요. 무엇을 먹든 간에 죄책감을 느꼈고, 후회하지 않고는 사과 하나조차도 먹을 수 없었어요. 남자친구와는 수없이 말다툼을 한 걸로 기억해요. 그때 아주 불안정했었다고 생각해요. 음악에 대한 흥미도 잃어버렸어요. 많은 사람이 내게 예쁘다고 말을 했지만, 가까운 친구는 내 성격이 완전히 변했다고 생각하는 듯했어요. 항상 마음이 산란하여 집중할 수가 없었고, 친구들과 대화할 때에도 그들을 쳐다볼 수가 없었어요. 친구들은 그런 내 모습을 전혀 좋아하질 않았어요."

식이장애 여성은 자신의 체구를 실제보다 크게 평가하는 경향이 있습니다. 식사를 조절하지 못할수록 이런 경향은 더 심해집니다. 그러므로 식사행동이 좋아지게끔 노력하는 것은 신체에 대한 당신의 태도에 좋은 영향을 줍니다. 그렇지만 태도가 변하기는 행동이 변하기보다 훨씬 어렵고 훨씬 천천히 변합니다. 그러므로 정상적인 식습관을 갖게 된 후라도, 오랫동안 부정적인 신체상이 지속되는 경향이 있습니다. 참을성을 가지세요. 모든 것을 하룻밤에 바꿀 수는 없습니다. 그렇지만 당신이 할 수 있는 것은 신체에 대한 나쁜 감정으로 인해 그간 피해 왔던 것을 다시 하게 되는 것입니다. 시간을 계속 낭비해야 할 이유가 있을까요?

현경의 사례

현경은 그녀가 피해 왔던 모든 것의 목록을 만들었습니다. 가장 두려워했던 것을 위로 가게 하고, 덜 두려워하지만 계속 피하고 있는 것을 순서대로 나열하였습니다. 여기 현경이 만든 목록이 있습니다.

- 수영하러 가는 것 / 비키니 차림으로 해변에 가는 것 (불가능)
- 남자와 블루스를 추는 것 (이성적인 느낌이 드는 사람과 신체적으로 가까이 있는 것은 매우 어렵다.)
- 파티에 가는 것 (새로운 사람을 만나고, 이야깃거리를 찾아내는 것이 어렵다.)
- 친구와 음식점에 가는 것 (내가 먹는 걸 본다면 친구들이 나를 어떻게 생각할지 걱정된다.)
- 꼭 끼는 스커트를 입는 것 (배가 나오고 허리가 두꺼운 것이 걱정된다.)
- 짧은 팔 T셔츠를 입는 것 (팔뚝이 굵고 살이 축 늘어졌기 때문에 편치 않다.)
- 화사한 색깔의 옷을 입는 것 (이렇게 입으면 나에게 관심이 집중될 것이라는 두려움 때문에 어렵다.)

- 현경과 비슷하게 당신 자신의 목록을 만드세요. 다음 1주일 동안 쉬운 것부터 시작해 보세요. 그다음 주엔 좀 더 어려운 것에 도전하세요. 당신의 주간 목표에 이걸 포함시키세요.

앞에서 제시한 대로 계속할 생각이라면, 처음부터 쉽고 즐거울 거라고 예상하지 마세요. 힘들고 불안하고 불편한 시간이 있을 거라 생각하세요. 자신에 대해 좀 더 편안하게 느낄 수 있게 되기까지는 시간이 걸릴 겁니다. 나아지기 위해서는 어느 정도의 위험도 감수해야 합니다. 그래 봤자 더 잃을 것이 무엇이겠어요?

더 읽을거리

Baker, N. C. (1984). *The Beauty Trap*. London: Piatkus.

Hutchinson, M. G. (1985). *Transforming Body Image*. Freedom, CA: Crossing Press.

Wolf, N. (1991). *The Beauty Myth*. London: Vintage.

chapter **07**

뚱뚱해도 괜찮을 수 있어요

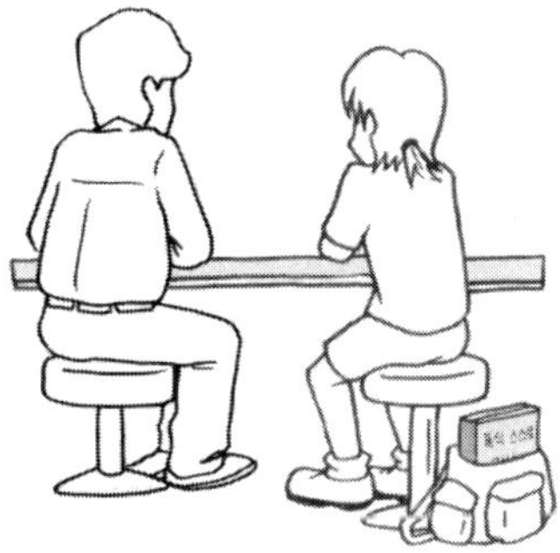

이번 장은 폭식증에다 과체중 문제를 동반한 사람을 위해 특별히 쓰였습니다. 즉, 〈표 3-1〉에서 키를 기준으로 체중이 정상범위의 상한선을 넘는다면 반드시 이번 장을 읽도록 하세요.

21세기를 살아가는 현대인은 뚱뚱하면서 행복하기란 쉽지 않습니다. 조선시대, 루벤스 시대, 20세기 중반의 메릴린 먼로 같은 육체파 여배우의 시대는 오래전에 가 버렸습니다. 전 인구를 체중을 기준으로 양분했을 때 당신이 살찐 쪽에 속한다면, 다이어트를 해야 한다는 압력을 수시로 받을 것입니다. 사회에서 인정하는 이상적인 체중에 맞추려는 노력을 하지 않고 있다면 신문, 잡지, 텔레비전, 인터넷, 아는 사람, 심지어는 애인까지 당신에게 도덕적인 열등감이 들게 할 겁니다.

예리의 사례

"나는 어릴 때 몸집이 컸었고 십대 때도 컸었어요. 지금 82kg이에요. 몸무게 때문에 몇 년간에 걸쳐 모욕과 조롱을 당해 왔어요. 사람들이 나의 체구를 함부로 비난해도 된다고 생각하는 게 경악스러워요. 어느 날 귀가 아파서 가정의학과 의사에게 갔어요. 의사는 아픈 귀는 간단히 진찰해 버리고는 바로 과체중이 건강에 얼마나 위험한지에 대해 일장 연설을 하고는 내게 비만치료를 받으라고 했어요. 또한 내가 체중을 줄이려고 노력하면 가족은 이를 흐뭇해하고, 칭찬할 것이라는 걸 알아요. 내가 케이크 한 조각을 먹으려 하면 사람들은 '네가 다이어트 중이라고 생각했는데, 좀 자신만만한 것 아니니? 살을 뺀다면 지금보다 예뻐질거야.' 라고 해요. 아무 말도 하지 않더라도 그들에게서 실망을 느낄 수 있어요. 그들이 '저 애는 될 대로 되라는 식으로 포기해 버린 거야.' 라고 생각하는 걸 알 수 있어요."

식이장애 분야의 저명한 전문가인 데이비드 가너는 비만한 사람이 처한 곤경을 언급했습니다. "오늘날 서구사회에서 비만은 차별대우를 받게 만들고 가장 낙인찍히게 하는 신체 속성 중의 하나이다." 또한 "비만에 대한 사회적 낙인을 없애기 위해서 대중교육을 통해 비만을 인정하고 받아들일 것을 강조해야 한다. 이제 뚱뚱한 사람의 권리에 집중해야 할 시기이다."라고 말했습니다.

1992년 미국의 여성 단체들은 독재자처럼 옭아매는 다이어트에 반기를 들고 "저울은 고기를 달기 위한 것이지 여성을 위한 게 아니다."라는 슬로건 아래 체중 계측을 반대하기 시작했습니다.

비만의 위험

과체중인 사람에게 건강의 손상은 매우 강한 메시지가 됩니다. 많은 사람이 건강을 위해 다이어트를 시작합니다. 대중건강캠페인은 비만이 심장질환, 고혈압, 당뇨, 관절질환, 심지어는 특정 암과도 관련 있다고 강조해 왔습니다. 그렇지만 오늘날의 과학자는 그런 위험성의 심각도가 과장되어 있다고 생각하며 경도나 중등도 비만인 사람의 경우 특히 그렇다고 생각합니다. 살이 찐다는 것은 어떤 질환에 대해선 인체를 보호해 줄 수 있습니다. 최근의 연구들은 심장질환을 초래하고 죽음에까지 이르게 하는 것은 비만보다는 다이어트를 반복하는 사람에게 흔한 체중의 요요현상이라는 것을 보여 주었습니다. 체중이 많이 나가면서 건강한 사람이 마른 사람보다 더 위험하지는 않습니다.

그림의 떡

"알겠다. 그러나 사회가 내 체형을 인정하고 받아들여 줄 때까지 기다릴 수 없다. 당장 체중을 빼길 원한다."라고 말할는지도 모릅니다. 3장에서 이야기한 '다이어트는 효과가 없다.'라는 것을 기억할 것입니다. 어떤 다이어트일지라도 폭식 가능성을 높입니다. 체중은 요요를 시작할 것이며, 이런 불안정은 해로운 신진대사를 초래해서 인슐린, 지방, 혈당 변화가 심해지며, 궁극적으로 체중은 증가하게 됩니다. 그래서 건강과 미를 얻기 위해서 시작된 다이어트는 정반대효과를 초래하게 됩니다.

지연의 사례

23세의 미용사인 지연은 지난 3년 동안 체중이 20kg 이상 증가했습니다. 엄격한 다이어트를 했으나 폭식과 단식의 요요 현상이 계속되어 서서히 체중이 증가한 것입니다. [그림 7-1]을 보세요.

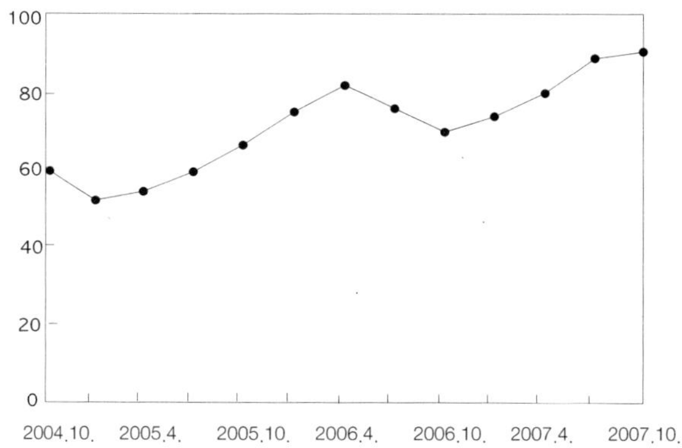

[그림 7-1] 체중 변화

가슴 아픈 진실은, 폭식을 극복하고 체중이 알맞은 수준에서 안정되게 하기 위해서는 다이어트를 중단해야만 한다는 것입니다. 이 사실을 받아들이는 것은 어렵습니다. 앞서 소개한 것처럼 일기를 통해 식사습관을 모니터하는 것이 필수적인 첫걸음입니다. 매일 매일 규칙적인 식사와 간식을 하는 것이 중요합니다.

유진의 사례

24세인 유진은 식사 조절이 불가능하다는 것을 알았습니다. 1주일에 1~2일은 심한 다이어트를 하고 나머지는 폭식을 합니다. 치료자는 그녀가 하루에 3회의 식사와 3회의 간식을 먹어야 하고, 먹고 싶은 어느 것이나 먹을 수 있다고 했습니다. "치료자의 말에 놀랐어요. 어른이 된 이후로는 원하는 것을 거의 먹어 보지 못했다는 것을 알았어요. 이 다이어트법에서 저 다이어트법으로 끊임없이 헤매었지요. 병원에서는 규칙적으로 먹게 했고 고구마, 요거트, 사탕을 포함해서 먹고 싶은 것은 어느 것이나 먹도록 허용했어요. 1주일간 그렇게 했더니 몸무게가 3Kg이나 줄어 놀랐어요. 계속해서 체중이 준 건 아니었지만, 그 체중을 유지할 수 있었고 이것은 기억할 수 있는 한 내게 처음인 일이있어요. 2개월 후 규칙적인 식사에 익숙해지고 편안해졌을 때 치료자는 이제 조금씩 체중감량을 해도 안전할 것이라고 이야기했어요. 그래서 시행한 방법이 하루에 1,700칼로리 이상 먹지 않는 것이었어요. 나는 정말로 어떤 음식도 과식하지는 않았지만 좋아하는 모든 음식을 계속 먹을 수 있었다는 사실이 놀라웠어요."

고립된 생활

뚱뚱하다는 낙인 때문에 일상생활, 직업, 사회생활, 가족생활에 이차적인 문제가 생길 수 있고, 악순환에 빠질 수 있습니다. 뚱뚱한 상태로는 즐거움을 원치 않아 삶을 유보상태에 빠지게 할지도 모릅니다. 다른 사람의 비평을 두려워하여 외롭고 비참한 상태에 머물러 있는 것은 자신을 재앙에 빠트리는 확실한 방안입니다. 계속 더 벼랑으로 미끄러져 가게 될 겁니다. 그러므로 이런 사실을 염두에 두되 목표를 정하고 삶을 계획하는 게 중요합니다.

지연의 사례

앞에서 소개한 지연은 체중이 늘자 함께 일하는 다른 미용사들에게 심한 열등감을 느꼈으며, 꽉 끼는 유니폼을 입을 수 없어 미용실을 그만두었습니다. 점점 사회생활을 제한하더니 나중에는 슈퍼마켓에 갈 때만 나가게 되었습니다. 비참하고 외롭게 느꼈습니다. 병원에 다니면서 치료자의 격려에 힘입어 생각만 해도 두려웠던 외출과 사람들 만나는 것을 시도하기로 했습니다. 1주일 후 지연은 치료자에게 지난 일을 이야기했습니다. "호프집에 갔었어요. 두려웠고 모든 사람이 뚱뚱하고, 추하고, 형편없는 내 모습을 보면서 나를 주시하는 것처럼 느껴졌어요. 친구와 갔었는데 구석에 있는 테이블에 앉았어요. 10분 정도 지나자 사람들이 나를 주시한다는 생각은 완전히 잊고, 편안히 즐길 수 있었어요. 정말 좋은 저녁을 보냈고 다음 주에도 또 외출할 거예요."

몸을 많이 움직이기

학교 다닐 때 당신은 운동을 싫어했거나 잘하지 못해 웃음거리가 되었거나 조롱당했던 사람일지 모릅니다. 운동에 적합한 체형이 아니라고 느껴 운동을 피할 수도 있고, 사람들과 사회에서 숨고 싶을지도 모릅니다. 그러지 마세요. 뚱뚱하다 할지라도 운동을 할 수 있습니다. 당신에게 적합한 활동이나 운동의 종류는 무궁무진합니다. 적합한 활동을 찾아내기 위해 여러 가지를 시험해 볼 수 있습니다. 지나치지 않은 정도의 규칙적인 운동은 체중을 많이 줄이지는 못합니다. 하지만 중요한 사실은 이 정도의 운동이 신진대사를 증가시켜 체중을 일정하게 유지되게 한다는 것입니다. 운동은 식욕을 증가시키는 게 아니라 오히려 약간 감소시킵니다. 또한 운동은 유연성, 힘, 스테미너를 증가시킵니다. 운동은 스트레스를 해소하는 데 이상적입니다. 걱정거리에서 벗어나게 해 주고 운동 후엔 훈훈함, 상쾌함, 편안함, 느긋함을 느낄 수 있습니다. 많은 식이장애 환자에게 운동은 그간 스트레스 극복의 주된 방법이었던 폭식이나 구토를 대신할 수 있습니다. 또한 운동은 우울한 기분을 개선시키고, 숙면에 도움을 줍니다.

다음을 기억하세요.

1 운동은 칼로리를 소모시킵니다.
2 건강을 개선시킵니다.
3 성취감을 주고, 스트레스를 다룰 수 있게 도와줍니다.
4 체중이 안정되게 도와줍니다.
5 근육을 유지시켜 줍니다.

장애물 극복하기

- 많은 경우 식이장애 환자는 전부 아니면 전무라는 흑백 논리의 태도로 무턱대고 일을 시작해 지나칠 정도로 열심히 하다가, 너무 고생스러워서 다시는 그 일을 쳐다보지 않게 됩니다. 운동에서도 그런 경우가 많습니다. 즐겁게 할 수 있는 것을 찾아 점진

적으로 강도를 높여 가는 것이 올바른 방법입니다. 좋아지기 위해 하는 운동이 괴로움을 주어서는 안 됩니다. 그렇게 하는 건 당신을 지나치게 몰아치는 것입니다. 호흡이 심하게 가빠져 힘들다고 느끼면 속도를 늦추세요.

- 식이장애 환자의 특징인 남에게 잘 보이고자 함과 이기적으로 비칠까 두려워하는 마음은 정작 자신을 위해서는 무언가를 할 여유가 없다고 생각하게 합니다. 그렇게 많은 시간이 필요하진 않습니다. 운동에는 단지 20분, 1주일에 2~3회면 충분합니다. 실제로 해 보면 시간을 할애하는 것이 의외로 어렵지 않다는 것을 알게 될 것입니다.
- 아이들이 있더라도 운동할 수 있는 방법을 찾을 수 있습니다. 아이들과 함께할 수 있는 시설을 갖춘 운동 기관이 있으며, 구청, 체육회관, 도서관 등에서 이에 관한 정보를 얻을 수 있습니다.
- 가능하다면 운동계획에 아이들을 포함시키세요. 아이들에게도 좋은 습관을 갖게 해 줄 것입니다. 산보할 때 유모차에 태워서 데려가거나, 같이 자전거를 탈 수 있습니다.
- 다른 사람과 함께하는 것도 방법입니다. 친구에게 운동 수업에 참여하자고 설득할 수 있습니까?
- 매일의 일과에 쉽게 부합하는 것을 선택하세요. 그래야 규칙적으로 하기 쉽습니다. 멀리까지 가야 할 수 있는 것이나 특정 날씨에만 할 수 있는 걸 선택하진 마세요.
- 10장에서 언급할 자기 패배적인 우물 안 개구리 같은 태도는 많은 비만한 사람으로 하여금 운동을 피하게 합니다. 자신이 우스워 보이지 않을까 또는 다른 사람이 비웃지 않을까 하는

두려움 때문입니다. 그렇게 생각하는 사람이 있을 수 있지만, 무시할 수 있을 정도로 극소수이기 마련입니다. 반면 당신이 신뢰하는 사람들은 긍정적인 것에 도전하는 당신의 용기와 노력을 칭찬할 겁니다.

• 심장이나 근육에 의학적 문제가 있거나 운동이 당신에게 적합한지 걱정된다면 치료자와 상의하세요. 건강상태가 적절한 운동이 위험할 정도인 경우는 극소수에 불과합니다.

생활습관 바꾸기

인생에 대해 '전부 아니면 전무' 라든가, '완벽하든가 전혀 쓸모없든가.' 하는 식의 태도는 운동의 관점에서는 매우 잘못된 것이라는 점을 다시 말하고 싶습니다. 마라톤을 할 필요는 없습니다. 신체활동이나 활력을 증가시키는 것은 좀 더 걷거나 집이나 직장에서 활동을 늘리는 것처럼 생활환경에 약간의 변화를 주는 것만으로도 달성될 수 있습니다.

구체적인 방법은 좀 더 능동적으로 일상적인 일을 하는 것입니다. 효율적으로 생활한다며 움직임을 적게 하지 마시고, 능동적이라 생각되게 활동하세요.

걷기

걷는 것은 다칠 위험이 거의 없으면서 누구나 할 수 있는 매우 좋은 운동입니다. 걷는 동안 주변을 관찰하거나, 사색하거나, 음악을 듣거나, 어학연습을 하거나, 친구와 이야기하는 데 시간을 사용할 수 있습니다.

편안한 신발 외에는 비싼 도구가 필요치 않습니다. 시작하기 전에 발에 파우더(땀띠 가루)를 뿌리고, 산보가 끝난 후엔 남편에게 발 안마를 부탁하거나 10분 정도 아로마 향의 더운물에 발을 담그세요.

하루 15분 걷는 걸로 시작해서 매일 또는 매주 5분씩 늘려 가세요. 15분간의 산보가 벅차다면 더 짧게 시작하세요. 목표는 매일 1시간 정도 걷는 것입니다. 산보는 같은 거리를 달리는 것과 동일한 칼로리를 소모합니다. 얼마나 빨리 가느냐보다는 얼마나 멀리 가느냐가 더 중요합니다.

일상에 산보를 생활화하는 방법을 생각해 보세요.

- 걷기 위해 30분 일찍 일어난다.
- 점심시간에 걷는다.
- 일과 후 산보
- 취침 전 산보

언제, 어디서, 누구와 하는 것이 가장 좋은지를 알기 위해 여러 가지 방법들을 시도해 보세요.

파트너와의 산보는 텔레비전 등의 다른 방해 없이 대화할 수 있는 좋은 시간이 됩니다. 당신과 그이의 긴장을 풀게 하고 생각할 시간을 줄 겁니다. 규칙적인 산책이 되기 위해 강아지를 늘 데려갈 필요는 없습니다. 매일의 일과에 산보가 포함되도록 노력하세요. 그러나 특별한 날에 못 하게 되었다고 실망할 필요는 없습니다. 이런 것을 염두에 두고 휴가를 계획하세요.

계단 오르기

계단 오르기는 조깅, 사이클링 같은 격렬한 운동보다 더 많은 칼로리를 소모합니다. 아파트, 직장, 대형 마트, 지하철 등 주변에서 계단을 쉽게 발견할 수 있기 때문에, 일상 생활에 계단 오르기를 포함시키기는 아주 쉽습니다. 현대적인 건물이라면 계단을 찾기 쉽지 않을지 모릅니다만 그런 곳에도 계단은 있습니다. 미국 스탠퍼드 대학의 랄프 파펜바거(Ralph Paffenbarger) 박사의 연구에 따르면 매일 계단 50개를 오르는 사람은 심장 발작 위험이 감소된다고 합니다.

가능한 한 엘리베이터 사용을 피하고, 사용하더라도 가고자 하는 한 층 전에 내려 걸어 올라가도록 하세요. 집에서나 직장에서나 계단을 많이 오르내리도록 하세요.

목표 정하기

맥박측정법은 운동할 때 신체가 발전하는 정도를 측정할 수 있는 간단한 방법입니다. 매달 맥박 수를 재세요. 건강이 좋아질수록 맥박 수는 낮아지게 됩니다. 운동이 충분치 않는 사람의 맥박 수는 대개 분당 80회 전후입니다.

어떻게 하는가 한 손의 손가락으로 다른 쪽의 손목을 감싸 쥐세요. 위로 향한 손목 위에 검지와 중지를 놓고 맥박이 뛰는 걸 느낄 때까지 살짝 누르세요. 정확히 15초간 맥박 수를 세세요.

분당 맥박 수를 계산하기 위해 15초간의 맥박 수에 곱하기 4를 하세요. 편안히 휴식할 때와 운동할 동안의 맥박 수를 모두 재세요.

다음에 식이장애였던 여성이 어떻게 운동량을 늘려 왔는지에 대한 예가 있습니다.

지연의 사례

지연은 체중이 늘기 전에 다녔던 에어로빅 강습에 다시 나가기로 했지만 처음엔 운동량을 늘릴 수 있을지에 대해서 회의적이었습니다. 강습에서 가장 쉬운 운동조차 따라가는 것이 벅차다는 것을 알게 되면서 지연은 상심했습니다. 치료자는 지연에게 운동을 점진적으로 시작할 필요를 설명했고 우선 하루 10분간의 빠른 산보를 목표로 했습니다. "치료자가 하루 10분의 산보를 제안했을 때, 저는 그것을 하찮게 생각했어요. 몇 시간 동안 열심히 운동을 해야만 한다고 생각했었고 그렇지 않을 거면 아예 안 하는 게 낫다고 생각했죠. 치료자는 몸이 다시 운동에 적응하는 데 시간이 필요하고, 점진적으로 몸을 강화시키는 것이 최선의 방법이라고 했어요. 사실 그 말을 확신했다기보다는 에어로빅을 따라갈 수 없어서 낙담했기 때문에 큰 기대는 없이 따라 해 보겠다고 생각했어요. 다른 사람이 나를 볼 수 없을 거라고 느낄 때인 약간 어두워진 저녁시간에 친구와 산보하러 가겠다고 치료자와 약속했어요. 우선 약간 걸은 후에 10분간 빠른 속보를 했고 그 후 집까지 천천히 걸어서 돌아오는 것으로 마무리했지요. 이런 방법이 힘들지 않다는 것을 알았고, 점진적으로 속보하는 시간을 1주일에 5분씩 증가시켜 나갔어요. 산보를 계속하게 되자 다른 사람이 나를 쳐다볼 거라고 신경 쓰는 게 줄었고, 이제는 낮 시간에도 산보하러 가게 되었지요. 산보를 하면 단지 가만히 앉아 문제가 사라져 버리기를 기다리는 게 아니라, 도움이 되는 무언가를 적극적으로 하고 있음을 깨닫게 되는 좋은 느낌을 받았어요."

은아의 사례

은아는 29세의 전화 교환원인데 하루 종일 앉아서 일하기 때문에 활동적인 생활을 하기 어렵다는 것을 알게 되었습니다. "나의 생활에서 어떤 운동을 어떻게 할 수 있을지 몰랐어요. 그래서 버스를 한 정거장 먼저 내려 직장까지 조금이라도 걸어가기로 결정했어죠. 처음 며칠간은 너무 피로했어요. 그러나 점점 쉬워지고 성과가 보였어요. 그 후 저는 두 정거장 전에서 내렸고 다음엔 세 정거장, 그리고 1년 반이 지난 지금은 자전거로 통근하고 있어요. 자전거를 타고 버스를 지나칠 때 버스의 차창으로 창백한 얼굴들을 보고 '나도 저랬었지.' 라고 생각할 때면 유쾌해진답니다."

집에서 운동하기

많은 사람이 집에서의 운동을 선호합니다. 사적인 공간이고 아이를 맡기지 않아도 되며 운동하러 가야 할 필요도 없습니다. 사전에 강습에서 적절한 운동을 배웠다면 좀 더 수월하게 혼자 운동할 수 있을 겁니다. 다음의 여섯 가지 간단한 스트레칭을 익혀 보세요. 적어도 1주일에 3회 이상 하세요. 그러면 몸이 유연해지고 이완됨 을 느끼기 시작할 것입니다. 격렬한 운동을 할 생각이더라도 몸을 풀기 위해서 스트레칭을 해야 합니다. 모든 스트레칭은 천천히 부드럽게 하세요. 한 번에 8~12회 반복하세요. 더 많이, 더 빨리 한다고 도움이 더 되지는 않습니다. 첫날부터 모두 12회를 할 필요는 없습니다. 편안하게 할 수 있는 만큼만 하세요. 그리고 점차 늘리세요. 요통이 있다면 우선 의사와 상담하길 권합니다. 어떤 경우이든 스트레칭은 부드럽게 하세요.

팔 돌리기: 어깨 유연성을 유지시켜 주기 위한 것입니다.

- 편안한 자세로 팔을 양 옆구리에 붙이고 똑바로 섭니다. 오른쪽 어깨를 천천히 뒤로 돌립니다. 왼쪽 어깨를 뒤로 돌리고 오른쪽, 왼쪽을 교대로 계속합니다.
- 오른손을 오른쪽 어깨 위에 가볍게 놓고 팔꿈치를 앞으로 위로 뒤로 원을 그리면서 돌립니다. 왼쪽 팔꿈치도 위와 같이 돌리고, 양쪽을 번갈아 가며 계속합니다.
- 팔을 편 채 양 옆구리에 붙입니다. 오른쪽 팔을 앞으로, 위로, 뒤로, 크게 원을 그리며 돌립니다. 왼팔도 위와 같이 반복하고 양쪽을 번갈아 계속합니다.

위의 운동은 두 팔을 함께할 수도 있습니다.

앞으로 구부리기: 어깨, 몸통, 다리 근육을 스트레칭시켜 주는 운동입니다.

편안한 자세로 똑바로 섭니다. 손끝을 천장을 향하게 하면서 온몸을 위로 쭉 뻗습니다. 그리고 허리를 굽혀서 천천히 할 수 있는 정도까지 손을 바닥을 향해 그대로 내립니다. 똑바로 섰다가 반복합니다.

옆으로 구부리기: 옆구리의 근육을 늘려 주어 척추를 유연하게 유지시켜 줍니다.

편안한 자세로 팔을 옆구리에 붙이고 똑바로 서서 두 다리를 벌립니다. 손은 다리 옆을 따라 미끄러져 내려가면서 왼쪽, 오른쪽으로 번갈아 천천히 옆으로 구부립니다. 구부리고 나서는 똑바로 섰다가 다시 구부리고 다리는 곧게 편 상태를 유지합니다. 옆구리를 따라 옆으로 구부리고 어깨가 앞으로 숙여지지 않도록 합니다. 편안히 구부릴 수 있는 데까지 구부리고 다시 똑바로 섰다가 반대쪽으로 구부립니다. 용수철 튀어 오르듯이 빨리 하지 말고 천천히 움직이도록 하세요.

다리 흔들기: 고관절을 유연하게 하고 허벅지의 근육을 늘려 주는 운동입니다.

왼쪽 다리에 체중을 실으면서 편안한 자세로 똑바로 섭니다. 필요하면 중심을 잡기 위해서 왼손으로 의자를 잡으세요. 오른쪽 다리를 시계추처럼 앞뒤로 움직입니다. 점차 당신이 할 수 있는 한 높게 움직입니다. 상체는 똑바로 세운 상태를 유지하고 오른쪽 무릎은 구부리지 않도록 합니다. 왼쪽 다리도 같은 방법으로 반복합니다.

장딴지 스트레칭: 장딴지 근육을 늘려 주고 발목 관절의 유연성을 유지시켜 줍니다.

벽에서 한 팔 정도 떨어져 벽을 마주 보고 섭니다. 중심 잡기를 위해 손은 벽에 댑니다. 발바닥은 마룻바닥에 대고 발가락은 벽을 향한 상태로 오른쪽 다리를 뒤로 똑바로 쭉 뻗습니다. 필요한 만큼 왼쪽 다리를 구부리면서 오른쪽 발꿈치로 마룻바닥을 부드럽게 누릅니다. 같은 방법으로 왼쪽 다리도 해 보세요.

발목 잡기: 허리와 허벅지 뒤 근육을 늘려 주는 운동입니다.

바닥에 앉아 다리를 앞으로 쭉 뻗고 무릎은 펴서 바닥에 닿도록 합니다. 두 손을 허벅지 위에 놓고 천천히 부드럽게 허리를 굽히면서 두 손은 다리를 따라 발목을 향해 닿을 수 있는 데까지 미끄러져 내려갑니다. 똑바로 앉은 자세로 돌아왔다가 다시 반복합니다. 출렁출렁 튀어 오르듯이 빨리 움직이면 효과가 없습니다.

적극적으로 밖에서 운동하기

수영

체력, 스태미너, 유연성을 증가시키는 데 좋은 운동입니다. 물의 부력 때문에 관절에 무리를 주지 않으므로 뚱뚱하거나 신체에 약간 장애가 있는 경우 특히 좋습니다. 수영장에 따라 아이가 있는 어머니를 위한 특별 프로그램이 있는 경우도 있습니다. 구청 등 관련기관에 문의한다면 저렴한 비용에 이용할 수 있습니다.

혜령의 사례

혜령은 항상 체중이 많이 나갔었습니다. 아이를 낳은 후에는 식사 습관이 뒤죽박죽이 되었고 몸무게가 더 증가했습니다. 그녀는 항상 활동적이었지만 몸을 부끄러워하게 되면서 외출이 줄었습니다. 혜령은 수영을 권유 받았을 때 마음이 내키지 않았고, 특히 남 앞에서 옷을 벗는다는 것이 창피했습니다. 그렇지만 근처 수영장에서 적절한 프로그램을 찾았습니다. 여성만을 위한 프로그램은 없었으나 새벽 수영반이 있었습니다. 우선 거기에 참가하기로 결정하고, 수영복 위에 긴 티셔츠를 입었습니다. 그 시간에 사람들은 대부분 잠이 덜 깬 듯 졸려 보였고 자기 운동에 열중하느라 혜령을 주시하지 않는다는 걸 알았습니다. 그래서 1주일에 3회 남편 출근 전 새벽에 수영강습에 나가기로 했습니다.

성희의 사례

성희의 체중은 정상 범위 내에는 있지만 항상 상한선에 해당했습니다. 당뇨의 가족력이 있고 임신 중 약간 당뇨기가 있었지만 아이를 낳은 후엔 없어졌습니다. 그렇지만 체중 감량을 위해 아무것도 하지 않는다면 당뇨 위험이 높아지지 않을까 항상 걱정되었습니다. 운동을 해야 한다고 생각했고, 의사는 수영을 권해 주었습니다. 그렇지만 수영장에 자주 갈 정도의 생활비 여유가 없었기 때문에, 의사의 도움을 받아 원조를 받을 방법을 생각해 냈습니다. 다음은 그녀가 구청의 복지과, 수영장 관리자, 구의회 의원, 보건복지부 등 관계기관에 보낸 편지입니다.

존경하는 ＿＿＿＿＿＿ 귀하

저는 과체중으로 인해 건강이 염려되는 상태입니다. 보건복지부에서도 국민건강을 증진시킬 분야 중 하나로 비만을 감소시키려는 것을 목표로 하고 있습니다. 운동은 건강을 개선하고 체중을 조절하는 데 좋은 방법으로 알려져 있으며 보건복지부에서는 운동을 권장하는 소책자를 발간하기도 했습니다.

저는 주치의가 권한 대로 수영을 하고 싶지만 다음의 어려움이 있습니다.

첫째, 규칙적으로 수영을 할 경제적 여유가 없습니다.

둘째, 수영을 하는 것이 두렵습니다.

수영장 강습비를 부담할 여유가 없으나, 의사의 처방으로 운동이 필요한 사람을 위한 무료 수영 강습의 기회가 있을까요? 그리고 저처럼 체중이 많이 나가거나 장애를 가진 사람이 특별 강습을 받을 수 있을까요? 필요하다면 만나서 이 문제를 의논하고 싶습니다. 감사합니다.

박성희 올림

주) 이 편지는 영국의 사정을 토대로 한 내용임.

운동을 시작하여 좀 더 활동적이 되면 다양한 운동 프로그램을 원하게 될 것입니다.

자전거 타기

스태미너와 하체 힘을 기르는 데 좋습니다. 중고 자전거를 살 수 있고, 근처 공원에서 빌려 타거나, 사이클 동호회에 참여할 수 있습니다.

달리기

보편적인 운동이지만 관절에 무리를 줄 수 있습니다. 부드러운 흙길을 달리고 알맞은 신발을 신으세요. 마라톤 동호회에 참여할 수 있으며, 그런 동호회는 잘하는 사람만을 위한 것은 아닙니다.

골프

적당한 가격의 공공 연습장이 많이 생기고 있습니다.

실외 볼링

사교적인 스포츠로서 전 연령대에 시작할 수 있습니다.

라켓 운동

배드민턴 같은 운동은 초보자에게 좋고, 저녁 시간의 수강에 참여할 수도 있고, 동호회에 가입할 수도 있습니다.

보디빌딩

점점 많은 여성이 보디빌딩을 시작하고 있습니다만, 먼저 어떻게 안전하게 보디빌딩을 할 수 있는지를 배우는 것이 좋을 것입니다.

태권도나 유도

많은 동호회와 학원이 있지만 믿을 만한 인정 기관인지 확인하세요.

요가나 댄스

강습이 당신에게 맞는 수준인지 확인하세요. 초보자 단계부터 시작하면서 강사와 의논해서 단계를 높이는 것이 좋습니다.

더 읽을거리

Bovey, S. (1989). *Being fat is not a sin.* London: Pandora.

Donald, C. (1987). *The fat woman measures up.* Charlottetown, Canada: Rageweed Press.

Harper, A., & Lewis, G. (1982). *The big beauty book.* New York: Holt, Reinhart & Winston.

Lyons, P., & Burgard, D. (1990). *Great shape: First fitness guide for large women.* Palo Alto, CA: Bull Publishing Co.

Nichols, G. (1984). *The fat black woman's poems.* London: Virago

Olds, R. (1984). *Big & beautiful.* Washington, DC: Acropolis Books

Palmer, A. (1985). *You fat slob.* London: Futura.

Roberts, N. (1985). *Breaking all the rules.* New York: Viking.

Weldon, F. (1982). *The fat woman's joke.* London: Hodder & Stoughton.

Wersba, B. (1987). *Fat: A love story.* London: Bodley Head.

chapter **08**

재 발

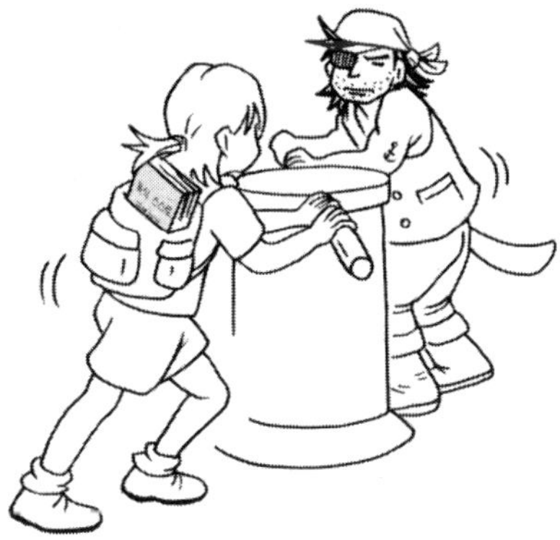

식이장애는 인생에 아킬레스건으로 남아서 예측하지 못할 때 당신을 넘어지게 할 수 있습니다. 따라서 작은 실수를 어떻게 예방할 것이며 실수를 범하였을 때라도 무엇을 해야 할지를 반드시 알고 있어야 합니다.

재발 방지

계획된 재발을 시도해 보기

식이장애의 회복 과정에 있는 사람은 누구나 식이장애가 완전히 없어지기 전까지 실수와 기복을 경험합니다. 이 사실을 아는 것만으로도 작은 실수를 범했을 때 지나치게 두려워지는 것을 막을 수 있습니다. 폭식이나 구토 없이 잘 지내면, 많은 환자는 폭식이나 구토가 언젠가는 예전보다 더 강하게 찾아올지 모른다는 것 때문에 점점 두려워하고 공포심을 느끼는 자신을 발견하게 됩니다(이것이 잘못된 생각이라는 것을 아십니까? 10장에 이 주제에 관한 설명이 있습니다.). 이런 공포를 다루는 실제적인 방법 중 하나는 철저한 계획하에 재발을 시도하는 것입니다. 농담이 아닙니다. 당신이 가장 두려워하는 일을 의도적으로 해 보는 것은 두려움을 이길 수 있는 확실하고도 좋은 방법입니다.

- 시간을 내서 당신이 좋아하는 폭식의 가능성이 있는 음식을 사서 맘껏 드세요. 식탁 위에 음식을 다 펼쳐놓고 실컷 드세요. 먹는 데에만 완전히 집중하세요. 전에 먹었던 양만큼 먹을 수 있습니까? 어떤 느낌이 드세요? 이것이 당신에게 일어날 수 있는 최악의 사태입니까? 이렇게 했다고 해서 당신이 원점으로 되돌아갔다고 느낍니까?
- 너무 잘 지내고 있어서 걱정이 된다면 적어도 1개월에 1회는 이 연습을 하세요.

실수가 일어났을 때 대처하기

실수를 과장하지 마세요. 스스로를 비난하거나 욕하지 마세요. 한 번의 실수에 실망하고 자신을 비난할 수도 있습니다. 그래서 단 한 번의 실수에도 나는 완전히 실패했으며 절대로 나아질 수 없다고 생각할 것입니다. 회복을 향한 과정이 너무나 어렵고, 시도하고 실패하고 재시도하는 괴로움이 너무나 힘들어서 더 이상 참을 수 없다고 느낄지도 모릅니다. 이런 패배적인 생각의 고리에 대해 스스로 생각해 보는 것이 중요합니다. 패배적인 생각과 싸워 보세요. 폭식이나 구토하고 싶은 생각을 나를 유혹하는 도전으로 생각해 보세요. 한 번은 이기고 한 번은 진 것입니다. 한 번 졌다는 것이 다음번의 실패를 의미하지는 않습니다.

실수에서 배우기

재발에 대한 감정에서 한 발자국 물러서서, 어떻게 일어나게 되었는지 냉정하게 보려고 노력하세요. 나도 모르게 그냥 일어났다고 말하지 마세요. 항상 이유가 있습니다. 스스로에게 다음 질문을 해 보세요.

- 3장에서 기술한 다이어트 기본 규칙을 어기지 않았는지? 식사 시간에 충분히 먹었는지? 식사를 거르진 않았는지?
- 아직까지도 폭식이 일상생활에서 위안을 얻는 가장 쉽고 빠른 방법은 아닌지? 그렇다면 장기적 측면에서 문제를 일으키지 않으면서도 위안을 얻는 다른 방법으로 생활을 바꿀 필요가 있습니다.
- 스트레스, 상심, 우울, 외로움, 불안 또는 다른 불쾌한 감정 때문에 폭식이 재발되었습니까? 그렇다면 이런 촉발요인을 다루

는 다른 방법은 어떤 것이 있을까요?

재발에 대해 신중하게 고심할 수록 당신에게 가르침을 줄 것입니다. 유혹당하지 않도록, 또는 유혹이 일어날 때 다른 방법으로 대처할 수 있는 계획을 세우도록 도와줍니다. 작은 실수에서 배운다고 생각하고, 의지가 약하다고 자신을 탓하지 마세요. 유발시킨 행동이나 상황을 변화시키게끔 능동적으로 단계적 대처를 하고, 다른 사람에게 돕게끔 도움을 청하세요. 실수했을 때 폭식을 계속해서 완전한 재발로 갈 것인지, 한 번의 실수로 끝날 것인지는 당신이 어떻게 생각하느냐에 달려 있습니다.

끝이 없는 여성의 일

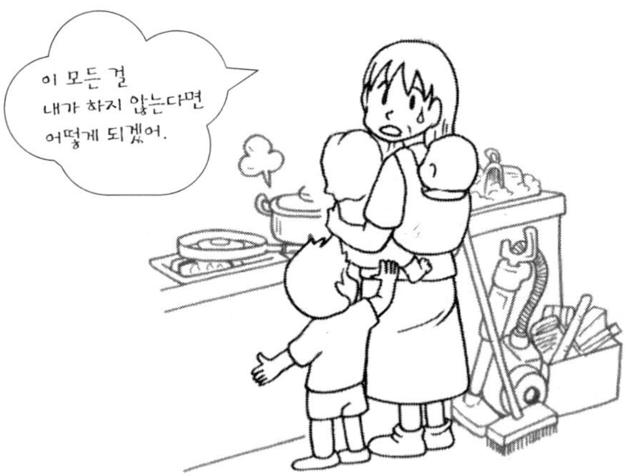

많은 여성 특히 식이장애 여성은 직장에서, 가정에서, 사회에서 다른 사람의 요구에 시간의 대부분을 헌신하고 있고, 정작 자신을 만족시키는 일을 하기는 어려울 뿐만 아니라 자신을 위한 욕구와 소망을 인식하는 데도 어려움이 있습니다. 종종 의무(해야만 하는 여러 잡다한 일)와 희망(즐거움을 주는 것) 간의 불균형이 재발을 일으킵니다. 주위의 압력이나 상황에 따라 해야만 하는 것과 원하는 것이 다를 수 있습니다. 〈표 8-1〉은 젊은 변호사인 정연의 일기입니다.

〈표 8-1〉 정연의 의무사항과 희망사항 일기

하는 일	의무사항	희망사항
기상	+	
운전해서 출근	+	
편지 발송과 전화	+	
세 번의 상담	+	
점심시간도 없이 일하기	+	
은행 업무 보기	+	
보고서 작성	+	
2건의 추가 상담	+	
귀갓길 차 안에서 먹기 위해서 매점에서 과자 사기		++
운전해서 퇴근	+	
구토		+
집안 정리	+	
다림질	+	
보고서 완성	+	
저녁식사		+
폭식		+

〈표 8-1〉에서 알 수 있듯 정연의 하루 일과는 대부분이 의무 사항으로 채워져 있습니다. 원하는 것 중 허용된 것은 오직 음식과 관련된 것이고, 오후와 저녁에 집중되어 있습니다. 당신도 그런가요? 먹는 것에서 위안을 얻습니까? 식이장애 여성은 과식이 생활에서 유일한 즐거움이고, 가장 쉽게 자신을 위로할 수 있는 방법이기 때문에 과식이나 폭식을 포기하기가 어렵습니다.

- 1주일 동안 '해야만 하는 것'과 '원하는 것'의 일기를 써 보세요.
- 해야만 하는 의무적인 생활로 인생을 살아갈 수 있습니까? 삶을 균형 있게 만들 필요가 있으며, 자신의 몸과 마음을 돌보는 활동도 생활에 포함시켜야 합니다.
- 당신의 인생에서 희망과 의무가 균형을 갖는 것을 어떻게 알 수 있습니까?
- 먹는 것 외에는 당신을 편하게 하고, 즐거운 자극이 될 수 있는 것이 무엇입니까?
- 원하는 것과 하고 싶은 것의 목록을 만드세요. 큰일, 사소한 일을 다 포함시키세요. 좋은 휴양지에 있는 특급호텔에서의 1주일간의 휴가 같은 큰 꿈뿐 아니라 매일 아침 10분 동안의 휴식 같은 간단한 일도 포함시키세요. 작은 것부터 시작하세요. 그중에 적어도 한 가지는 매일 할 수 있게끔 노력하세요.

chapter **09**

어린 시절의 상처

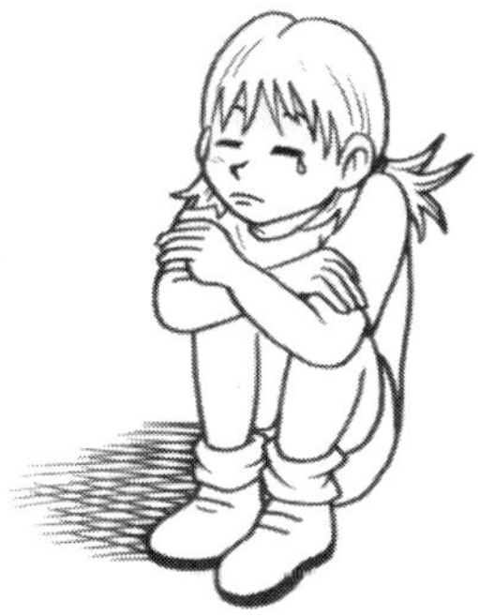

어린 시절에 당신은 필요한 풍족한 사랑을 받지 못했을 수 있습니다. 식이장애 여성은 부모의 불화, 부모의 적절한 양육을 받지 못했거나, 구타나 폭행(성적 폭행을 포함한)을 경험한 경우가 흔합니다. 이것은 부모의 별거, 이혼, 사별 때문일 수 있고, 부모의 우울증, 알코올 남용 같은 문제에 기인할 수 있습니다.

한편 문제가 두드러지지 않을 경우도 있습니다. 살기에 바빠 부모님이 당신을 돌보기 위한 시간이나 여력이 거의 없었을 수도 있고, 당신에게 관심이 부족했을 수도 있으며, 직장 일에 너무 몰두하거나 경한 우울증으로 당신에게 신체적으로나 정서적으로 도움이 되지 못했을 수도 있습니다. 혹은 착하고 똑똑하고 잘했을 때만 인정받는다는 느낌을 받았을지도 모릅니다. 인정받지 못했다는 느낌이나 억눌린 감정은 마음에 상처를 남겨 어른이 된 후 대인관계를 어렵게 만들 수 있습니다.

승연의 사례

승연은 중국에서 컸습니다. 부모는 승연이 4세였을 때 헤어졌으며, 어머니는 재혼해서 양아버지와 함께 공장을 경영했습니다. 양아버지는 알코올중독이었습니다. 술에 취하면 승연과 두 여동생을 때렸습니다. 어머니와 양아버지는 항상 싸웠으며, 양아버지 어머니를 때리는 것을 여러 번 보았습니다.

"어머니와 양아버지가 싸울 때면 우리는 무서웠어요. 양아버지가 어머니를 죽일까 봐 두려웠어요." 어린 시절 승연은 대부분 혼자 내버려졌습니다. 종업원이 몇 명 있었는데 그중 한 명은 승연에게 수차례 성 관계를 강요했습니다. 그리고 그 사실을 부모에게 얘기하면 죽여 버리겠다고 위협했습니다.

승연이 12세가 되었을 때 어머니는 양아버지와 헤어졌고, 승연은 친아버지와 살도록 한국으로 돌아왔습니다. "처음에는 친아버지와 살고 싶었지요. 사실, 어머니가 아버지와 살고 있을 때는 친아버지가 와서 나를 구해 줄 것이라고 상상하곤 했어요. 막상 친아버지와 살게 되었지만 우리 부녀관계는 매우 힘들었어요. 아버지는 아주 엄했으며, 열심히 공부하도록 강요하셨어요. 자주 나와 엄마를 비난했으며, 내가 열심히 공부하지 않는다고 늘 못마땅해했어요. 친아버지는 나름대로 부녀관계를 개선하고자 최선을 다했다고 생각하지만, 나는 아버지를 신뢰할 수 없었고 십대가 되자 반항적이 되었어요."

어린 시절의 부정적인 경험은 종종 자존감 저하, 우울증, 분노, 반항적인 행동, 상대방과 신뢰감을 형성하는 데 어려움 등을 초래합니다. 대인관계에서는 주고받는 대등한 관계를 맺지 못하고 다른 사람을 이상적으로 미화하고 존경하거나, 상대에 대해 전적으로 부정적인 태도를 취하게 되는 사이에서 양극단의 대인관계를 하는 경우가 흔합니다. 대인관계에서의 어려움으로 외로움, 우울감을 느끼게 되고 자기 자신의 요구는 무시하게 됩니다.

다음 사항이 당신에게도 해당됩니까?

- 부모가 없거나 당신을 돌보지 않고 다른 것에 집착해서 당신 혼자서 지내야만 했었습니까? 그로 인해 미처 성숙하기 전에 어른의 역할을 떠맡아야 했습니까?
- 어린시절 학대받았으며 자신이나 다른 사람에게 폭력이 범해질까 봐 두려웠습니까? 이런 경험이 있다면 당신은 짓밟힌 느낌 또는 반항적인 느낌을 가지게 될 수 있습니다.
- 외모, 행동 또는 일의 성취에 있어 잘했을 때에만 사랑받는다고 느꼈습니까?
- 당신의 부모는 완벽한 사람이었다고 생각합니까? 부모는 당신의 가장 가까운 친구였습니까? 부모와 지나치게 친밀한 관계는 당신이 다른 사람과 관계를 맺는 것에 어려움을 초래할 수 있습니다.
- 다른 사람이 당신을 부러워했습니까? 다른 사람보다 더 좋은 기회를 가졌습니까? 지나치게 특별한 환경에서 자랄 경우 운이 좋음을 인정하지 않고 행운을 망가뜨릴 수 있습니다.
- 어린 시절 신체적, 정서적 욕구를 무시당하거나 그러한 권리를 손상받았다고 생각합니까? 부모의 분노나 불만의 희생양이 되곤 했습니까?
- 가계도를 그려 보세요.

• 어렸을 때 가족의 생활 중 어떤 것이 기억납니까? 기억나는 것을 몇 가지 써 보세요. 예를 들면 가족은 다음과 같은 사항을 어떻게 대했습니까?

- 친척
- 식사시간/축하할 날
- 학교/친구
- 종교/권위적 인물
- 돈/재능
- 병/사망

• 위에 제시된 사항과 저변에 깔린 신념, 동기를 파악해서 당신의 회고록을 써 보세요. 쓴 것을 친구에게 보여 주세요.

성 학대

어린 시절의 성 학대는 비밀이나 금기시되는 분위기 때문에 혼자서 이겨 내기가 매우 어려울 수 있습니다.

성 학대란

어린이 성 학대는 아이보다 나이가 많은 사람이나 성인이 어린이를 성적으로 접촉하거나 대할 때 일어납니다. 다양한 행위를 포함하며 가해자는 주로 힘, 권위 또는 우월한 위치를 이용해 어린이에게 성적인 행위를 할 것을 유혹하거나 강요합니다.

내가 성적으로 학대받았는지를 어떻게 알 수 있나요?

몇 가지 예가 있습니다.

- 불쾌한 방법으로 껴안거나 입맞춤을 당했다.
- 불편하게 느끼게끔 목욕시켜졌다.
- 성행위를 보여 주거나 다른 사람의 성기를 보여 준다.
- 포르노 비디오나 영화를 보여 주거나 성적인 대화를 강제로 듣게 한다.
- 성적인 사진을 찍고자 자세를 취하게 한다.
- 젖가슴이나 성기를 만진다.
- 다른 사람의 성기를 만지게 한다.
- 오럴 섹스를 하게 한다.
- 성기, 손가락, 다른 물건을 성기나 항문 속으로 삽입한다.
- 강제로 강간한다.

그 외 모호한 방법으로 학대당할 수도 있습니다.

누구의 잘못인가

어려서의 성 학대는 육체적으로는 물론 심각한 정신적 상처를 주기 때문에 아주 잘못된 행동입니다. 성 학대는 혼란, 공포, 분노, 수치감, 자기 비하감이 들게 하고, 희생자의 자존심을 바닥까지 떨어뜨릴 수 있다는 것을 우리는 알고 있습니다. 적절한 도움을 받지 못한다면 희생자는 성인이 되어서도 심각한 문제를 갖게 될 수 있습니다.

모든 사람은 자신의 몸에 관한 일을 스스로 결정할 권리가 있기 때문에 성 학대는 잘못된 것입니다. 어른은 그 같은 어린이의 권리를 보호해야 합니다. 그러므로 물리적 힘이나 위협이 되는 상황 또는 '아니요.' 라고 할 수 없다고 느껴지는 상황은 성폭행이라고 할 수 있습니다. 많은 이유로 어린이는 어른에게 '아니요.' 라고 말할 수 없으며, 어른의 행동을 중지시킬 힘이 없습니다. 심지어 어린아이는 무슨 일이 벌어지고 있는지 이해하지 못할 수 있습니다. 이런 상황이 되면 어른은 죄를 범하는 것입니다. 성인여성의 약 10%, 식이장애 여성의 약 30~40%가 어린 시절 성적 학대 경험이나 청소년기, 성인기에 강간당한 경험이 있습니다. 성 학대는 일회성부터 다년간 반복적으로 되풀이되는 경우까지 다양합니다. 어느 형태건 성학대에서 가해자는 상대방과의 관계에 자신의 힘을 이용합니다. 가해자가 가족이거나 가족이 잘 아는 사람인 경우도 종종 있습니다.

성 학대 바르게 이해하기

대개 성 학대의 희생자는 자신에게 책임이 있으며 사건의 발생을 허용했거나 어느 정도 유발했다고 느낍니다. 가해자는 피해자가 침묵하도록 육체적 강압이나 심리적 위협을 가하는 경우가 많고, 당신이 잘못했거나 먼저 유혹한 것처럼 느끼게 해서 당신을 혼란스럽게 만듭니다. 또한 성 학대를 받은 것을 이야기할 만큼 용기 있는 피해자일지라도 다른 사람이 그 사실을 믿으려 하지 않거나 가족이 없었던 일로 쉬쉬해 버리는 경우가 흔합니다. 많은 경우에 가해자는 가족 내에서나 근처에서 계속 살게 됩니다.

하연의 사례

하연은 어릴 때부터 작은아버지에게 수년간 성적으로 학대받았습니다. 종종 작은아버지네 집에서 여름방학을 보냈습니다. "숙모가 쇼핑하러 나갔을 때 작은아버지는 종종 책을 읽어 주겠다고 했어요. 무릎에 저를 앉히고는 내 성기와 가슴을 만졌어요. 저는 그의 성기가 발기하는 것을 느낄 수 있었고 무언가 잘못되어 가고 있다고 느꼈지만 그만두게 할 수 없었어요. 그때는 부모님에게도 말할 수 없었어요." 결국 16세 때 그녀는 이 일을 부모님에게 말할 수 있는 용기를 냈습니다. "어머니는 저를 이해해 주었지만 아버지는 아직도 저를 믿지 못한다는 생각이 들었어요. 아버지는 제가 오해한다고 책망했고 오히려 제게 화를 냈어요. 가족에게 이런 일이 일어난 것에 대해서 매우 충격을 받은 듯했어요. 그때 이래로 저는 작은아버지와 얼굴을 마주치지 않아요. 부모님은 이런 문제가 드러나는 것을 원치 않기 때문에 지금도 작은아버지를 만나요. 작은아버지가 다른 사람에게도 똑같은 짓을 할 수 있을 것이기 때문에 매우 두려워요."

성 학대의 많은 희생자는 인간으로서 자신의 가치가 완전히 바뀌었으며 회복할 수 없는 상처를 지닌 채 버려진 것으로 느낍니다. 환자 중 한 명인 연실이는 십대에 사촌오빠에게서 반복적으로 성적학대를 당했는데, 자신의 내부에서 어떤 독이 자라고 있는 느낌이라고 했습니다.

• 어린 시절 성적 학대를 당했다면 이제와서 다른 사람에게 그 사실을 이야기하는 것이 아주 어렵게 느껴질 수 있습니다. 혹은 반대로 지금 어떤 행동을 하겠다고 결정할 수도 있습니다.
• 우선 다른 사람의 경험을 읽는 것이 도움이 될 것입니다. 그러면 외롭고 수치스럽다거나 자신이 다른 사람과 전혀 다르다는 느낌이 줄어들 겁니다.
• 익명으로라도 다른 사람에게 이야기하길 원할 경우 성폭력 상담전화나 여성의 전화를 이용해 보세요.
• 당신에게 벌어진 일에 관해 다른 사람에게 일어난 것처럼 법정 진술서를 써 보세요. 원고측 검사가 뭐라고 할지 써 보세요. 여기에 검사의 질문 방식이 있습니다.

  – 어떻게 학대가 시작되었습니까?
  – 가해자가 당신에게 사실을 발설치 못하도록 했습니까?
  – 성폭행의 기간이 얼마나 되었습니까?
  – 당신에게 성폭행 사건과 관련된 일련의 일들 중에 가장 안 좋았던 것은 무엇이었습니까?
  – 가해자가 무슨 짓을 했습니까?
  – 피고, 즉 가해자 측 변호사가 이야기할 것을 써 보세요.
  – 다음에 이 재판을 판단하는 배심원이라면 어떻게 판단할지 최종적으로 판결을 써 보세요.

• 당신이 쓴 이야기를 다른 사람에게 보여 줄 수 있겠습니까? 그 이야기를 읽는 사람은 이 사건을 완결하고 판사의 평결에 의견을 덧붙이고 판결이 현명했는지 알게끔 도와줄 것입니다. 만약 피해

자가 당신의 딸이라면 이야기의 어떤 내용이 달라지겠습니까?

당신에게 벌어졌던 일을 이해하고자 애쓸수록 당신은 혼란에 빠질 겁니다. 다음 질문에 답해 보세요.

- 학대가 일어난 것에 대해서 스스로를 탓하십니까? 비난받을 다른 사람이 있습니까?
- 자신에게 말 못할 두려움이 있습니까? 또는 다른 사람이 두렵습니까?
- 화가 나 있다면 무엇에 대해서입니까?
- 두려워하고 있다면 무엇에 대해서입니까?
- 가해자에 대해서 일부 좋은 기억이나 감정이 있다면 특히 혼란스러울 것입니다. 설사 좋은 감정이 있더라도 나쁜 감정을 느끼는 것이 당신이 나쁜 사람이라는 것을 의미하지는 않습니다. 아이들은 원래 사물을 긍정적으로 보는 경향이 있습니다. 좋은 기억은 어떤 것입니까? 간직하고 싶은 추억이 있습니까?
- 많은 희생자는 가해자뿐 아니라 부모에 대해서도 상반된 감정이 있습니다. 부모에 대한 좋은 감정과 나쁜 감정은 무엇입니까?
- 좋은 감정과 나쁜 감정 각각 어느 정도인지 1에서 10까지 중에서 번호를 매겨 보세요.
- 자신과 가족을 그려 보세요. 그림을 보고 어떤 감정이 일어나는지를 살펴보세요.
- 일기에 당신의 감정을 적고 2장에 개괄된 것처럼 선행요인–행동–결과에 대한 분석 작업을 하세요.

분노할 권리

분노는 성적 학대에 대한 자연적인 반응입니다. 그러나 화를 내면 다른 사람에게 더 미움을 받게 된다는 것을 이미 알고 있을 수 있고, 또는 다른 사람에게 화를 내서는 안 된다고 느낄 수 있습니다. 영화나 실생활에서 본 분노 상태에서 저질러진 난폭한 상황을 떠올리며, 화를 억눌러야 한다고 생각할 수 있습니다.

종종 가해자는 희생자의 분노를 억누름으로써 분노감정을 없애려고 들거나, 자신에 대한 분노로 방향을 바꾸기도 합니다. 그 결과 나쁜 사람은 자기 자신이라고 느끼거나 자해, 음식 등으로 분노를 삭힘으로써 자신에게 화를 퍼붓게 됩니다. 어린 시절 학대로 인한 상처와 고통의 무거운 짐을 마음속에 쌓아 가는 것이 옳을까요?

분노 감정에 대해 어떻게 할 수 있나

첫 단계는 분노를 인지하고 그것을 느끼는 것입니다. 분노감정에 집중하면서 15분 정도 명상의 시간을 가져 보세요. 몸과 그 느낌에 주목하세요. 충분히 시간을 가진 후 다음 질문에 답하세요.

- 누구에게 화가 나 있습니까? 가해자? 부모? 자기 자신? 세상?
- 단지 좀 괴로울 뿐입니까? 아니면 치가 떨릴 정도입니까?
- 당신이 화가 났을 때 일반적인 경우라면 어떻게 하는지 생각해 보십시오.

– 악을 쓰고 소리를 지르나요?
– 남을 괴롭히거나 비난하나요?
– 빈정대거나 심하게 욕을 합니까?
– 물건을 부수나요?
– 자해하나요?
– 다른 사람에게 감정을 퍼붓나요?
– 참고 억누릅니까?
– 화난 감정을 남에게 이야기합니까?
– 화나게 만든 것을 바꾸기 위해 뭔가를 합니까?
– 그냥 가만히 수동적, 소극적으로 있습니까?
– 분노를 표현하기 위해 어떻게 했습니까?
– 화가 나 있다는 것을 보이기 위해 어떻게 하고 싶습니까?
– 남에게 말하지는 않았으나 사실은 화가 나 있는 것을 보여 주고 싶었습니까?

다음은 학대로 인한 분노감정을 표현하는 데 도움을 주는 방법입니다. 처음에는 시도하기가 망설여지겠지만 대개는 효과가 있습니다.

• 잘 아는 아이가 당신과 똑같은 방법으로 학대당했다고 상상해 보세요.
• 다른 피해자의 이야기에 관한 글을 읽어 보세요. 아마 분노가 치밈을 느낄 겁니다.
• 남이 보지 않는 조용한 곳에 가서 화난 자세를 취하세요. 화난 얼굴을 하고, 소리 지르고, 욕을 하고, 비명을 질러 보세요. 같

이 소리 지를 친구가 있다면 함께해도 좋습니다.

- 친구를 앞에 앉게 하고 손을 들어 손바닥을 펴서 당신을 향하게 하세요. 당신도 같은 자세를 취하고 서로 세게 미세요. 친구를 뒤로 밀어서 화나게 하세요.
- 쿠션을 때리세요. 테니스라켓으로 침대를 내리치세요. 신문지를 말아서 사용하는 것도 좋고, 퍽퍽 하는 큰 소리가 나게 하는 것도 감정 정화에 도움이 됩니다.
- 화나게 하는 상황을 친구와 실연해 보세요.

이상과 같이 하는 데는 규칙이 있습니다. 다른 사람이나 당신 자신을 다치게 하지는 마십시오.

- 왜 당신이 화가 나 있는지를 베개나 인형에게 설명하세요. 분노를 터뜨리는 것은 때로 다른 종류의 감정을 강하게 느낄 수 있게 해 줍니다. 즉, 외로움, 슬픔, 비통함 같은 감정 말입니다. 당신이 말하려는 것을 이해해 주고 위로해 줄 수 있는 사람이 옆에 있다면 좋을 겁니다.

다음에 당신의 분노를 직접 표현하기 위한 몇 가지 예가 있습니다.

- 가해자를 그리세요. 그림에 대고 당신이 하고 싶은 말을 하세요. 그리고 조각조각 찢어 버리거나 벽에 붙여 놓고 그것을 향해 물건들을 던지세요. 진흙이나 찰흙으로 가해자의 모형을 만드세요. 거기에 핀을 꽂고 으깨고 조각조각 부셔 버리세요.

- 빈 의자에 가해자가 앉아 있다고 상상하세요. 당신이 직접 그에게 화난 것을 이야기할 수 없다면, 친구에게 대신 이야기하게 하세요.
- 당신을 대신해서 가족이나 친구가 화를 내는 것에 귀를 기울이세요.
- 성 학대가 당신에게 어떻게 영향을 끼쳤는지 목록을 만드세요. 분노가 치밀 만한 것을 발견하게 될 것입니다.
- 가해자가 당신 주위에 있지 않거나 이미 죽었다 할지라도 그에게 편지를 써 보세요. 이것은 개인적인 일이고 당신 자신만을 위한 것입니다. 그 안에 당신의 분노감을 모두 쓰세요. 감추거나 주저하지 마세요. 당신이 알고 있는 아주 나쁜 호칭으로 가해자를 불러 보세요. 당신이 얼마나 그리고 왜 상처받았는지 써 보세요.
- 녹음기에 편지를 읽어 녹음하세요.
- 편지를 다시 읽거나 테이프를 다시 틀어 보세요. 편지나 테이프를 안전하다고 생각하는 장소에 보관하기 전에 추가할 게 있으면 첨가하세요.
- 또는 편지를 꺼내서 할 수 있는 한 작게 조각조각 찢어 버리세요.

때때로 자제력을 잃지 않고는 얘기할 수 없을 정도로 심한 분노를 느낄 수 있습니다. 달리기, 조깅, 애완견이랑 같이 산보하기, 에어로빅, 점프 등의 운동을 해 보세요. 괴롭혔던 사람에게 앙갚음하고 싶은 강한 충동을 느낄지도 모릅니다. 복수 심지어는 살인을 꿈꿀지도 모릅니다. 복수하고 싶은 마음은 자연스러운 정상적인 반응입니다.

물론 실제로 행할 순 없으나 대신 마음속에서 상상하세요. 이것이 분노를 당신의 밖으로 몰아내는 한 방법입니다.

기억하세요. 어떤 사람에 대해서 분노하는 것이 그들에게 가졌던 좋은 감정을 없애지 않는다는 것을……. 당신은 화를 낼 권리가 있습니다. 그것을 표현하는 것이 건강한 것입니다.

죄책감과 자기비난에 대처하기

성 학대의 많은 희생자는 그것에 대해 자신이 비난받아 마땅하다는 생각에 괴로워합니다. 마음속 일부가 그것을 즐겼다거나, 당신이 받아들였기 때문에 그런 일이 일어났다거나, 당신이 유혹적인 행동을 했기 때문에 일이 벌어졌다고 자책하기도 합니다. 또는 성 학대가 일어났다는 것만으로도 어느 정도는 자신에게 책임이 있다고 생각할 수 있습니다.

그러나 결코 그렇지 않습니다. 힘으로든 지위를 이용해서든 어느 누구도 당신을 성적으로 학대할 권리는 없습니다. 그것은 결코 희생자의 잘못이 아닙니다. 가해자가 전적으로 책임을 져야 할 일입니다. 성적 학대를 일으킨 것은 결코 피해자의 어떤 행동이나 말로 인한 것이 아닙니다. 마찬가지로 그 사실을 털어놓은 후에 가족이나 가해자에게 일어나는 일에 대해서 피해자는 책임이 없습니다.

다음과 같은 것을 생각하면서 자책하십니까?

- 성 학대가 일어나게 한 빌미가 나에게 있다?

- 나는 그런 일을 당해 마땅한 사람이다?
- 그와 관련된 특별한 관심이나 보상을 즐겼다. 또는 돈을 받았다?
- 가해자에게서 일종의 이익을 얻기 위한 수단으로 이 비밀을 사용했다?
- 성 학대와 관련된 쾌락을 경험했다?
- 성 학대를 받았다는 것을 말하지 않았다?
- 성 학대를 중단시키기 위한 행동을 충분히 하지 않았다?
- 형제자매가 성 학대를 당하는 것을 막아 주지 못했다?
- 발설해서 가족에게 괴로움을 주었다?
- 가족 간에 의를 상하게 한 것에 책임이 있다?
- 나는 가해자가 벌을 받게 하였다?
- 그간 파괴적이거나 자학적으로 행동했다?

당신이 작성한 목록을 성 학대를 당한 다른 누군가가 쓴 것이고 당신은 그 사람의 친구라고 가정해 보십시오. 그들에게 무엇이라고 말하겠습니까?

종종 성 학대는 무슨 일이 일어나는지도 모를 정도의 어린 나이에 시작되기도 합니다. 무언가 옳지 않은 행동이라고 의심했다 할지라도 잘못된 것임을 알게 될 때까지 오랜 세월이 지나버렸을 수 있습니다. 어린아이는 어른을 신뢰해야 한다고 배워 왔고 어른의 행동은 항상 옳을 것이라고 생각하며 애정과 관심을 필요로 하기 때문에, 아이의 거부 없이도 바람직하지 않은 관계가 있음을 기억하세요. 성적인 반응은 본능적이기 때문에 가해자는 어린 나이에도 될 수 있습니다.

성 학대의 향후 영향

사람마다 다릅니다. 어떤 일이 일어났는가에 달린 게 아니라 피해자가 어떤 도움과 지지를 받았느냐에 달려 있습니다. 종종 성인기까지 계속되는 어려움을 일으키고 다른 사람과의 관계에도 어려움을 갖게 합니다. 학대 경험이 당신에게 어떤 영향을 주었나를 알게 되면 당신은 상처를 극복할 수 있습니다.

기억하세요: "모든 희생자는 생존자가 될 수 있습니다."

신뢰감 회복하기

어떤 종류의 학대건 받은 후에는 인간에 대한 신뢰 상실이 각인되어 버립니다. 당신이 사람을 믿을 수 없을 때 악순환은 시작됩니다. 덜 신뢰할수록 친구가 줄어들 것이고, 더 고립될 것입니다. 사람들이 믿을 만하다는 것을 배울 기회를 누리지 못한다면 더 외로워지고, 조그만 일에도 상처받기 쉽게 되고, 더 방어적이 됩니다.

사람에 대한 신뢰 없이 인생을 사는 것은 매우 외롭습니다. 그러므로 다른 사람을 신뢰하려는 마음이 생길 때 천천히 시작해 봅시다. 후퇴할 수는 있지만 포기하지는 마세요. 큰 것을 얻게 될 겁니다. 사랑은 상처받을 위험이 있지만, 우정 없는 삶은 더 이상 삶이 아니라는 것을 인식한 생텍쥐페리의 『어린 왕자』를 읽어 보면 도움이 될 겁니다. 신뢰가 생기는 데는 시간이 걸립니다. 끈기를 가지세요. 결국 당신은 신뢰의 구성 요소—정직, 수용, 존경—를 경험할 것입니다. 당신의 인생에는 오직 한 남자만이 있다거나 '멋진 왕자' 가 나타나 당신을 신데렐라로 만들어 줄 것임을 암시하는 낭만적인 소설들은 경계하세요(현실에서 그는 지배하고 군림하려는 야수로 둔갑할 수 있습니다.).

상대를 돌봄과 내가 의존함 사이의 균형을 경험하지 못했을 때 이 둘 간의 바른 균형을 갖기 어려운 경우가 있습니다. 이성관계를 맺기 전에 여자 친구와의 우정에 좀 더 오랜 시간이 필요할 수 있습니다. 또 다른 가해자–피해자의 관계가 되는 위험을 초래하기보다는 자신에 대해 좀 더 철저히 사전 준비를 하는 것이 낫습니다.

다음 질문에 답해 보세요.

- 누군가에게 의지하고 있다면 그의 뜻에 순종해야 한다고 생각합니까?
- 어떤 사람과 친밀해 지면, 결국 상처 입고 끝날 것이라는 두려움이 있습니까? 그래서 외롭지만 내 식대로 혼자 걷는 길을 택하십니까?
- 남을 무시하고 경멸하는 감정과 남이 당신을 비웃고 업신여길 것이라는 생각 사이에서 혼란스럽습니까?
- 폭군처럼 내 식대로 하고 싶은 마음과 아기처럼 순종적이고 싶은 마음이 오락가락합니까?

이런 유형 중 당신에게 해당되는 게 있다면, 가계도를 그려 보십시오.

• 가훈이 무엇입니까? 가족 내 그러한 믿음의 근원은 어디에 있습니까?
• 당신을 주인공으로 동화를 써 보세요. 끝부분을 어떻게 변화시킬 수 있나요? 등장인물들을 평상시와는 달리 행동하도록 내용을 변화시킬 수 있나요? 당신이 승리를 쟁취하는 것으로 끝맺음을 할 수 있나요? 또는 유머를 추가할 수 있나요? '옛날에 한 어린아이가 있었는데…….' 로 시작하세요. 당신이 쓴 이야기를 친구에게 보여 주세요.

과거를 용서하고 마무리하기

과거가 아무리 고통스럽다 할지라도 아무리 상처입고 잘못됐다고 느낄지라도 과거를 다시 쓸 수는 없습니다. 엎질러진 물을 다시 담을 수 없는 것처럼 상처를 없었던 일로 돌릴 순 없습니다. 더 좋은 부모를 만났었다면 하는 소망과는 이제 작별을 고하고 현실에 남은 삶을 계속 살아야 합니다. 갖지 못한 것에 대한 미련과 갈망을 버리는 것이, 현재 가능한 것을 할 수 있게 해 주고 주위 사람에게 다가갈 여지를 줄 것입니다.

과거와의 화해를 돕고 과거가 현재에 어떻게 영향을 주는지를 이해하기 위해 전문가와의 상담이 필요할 수 있습니다.

더 읽을거리

Angelou, M. (1984). *I know why the caged bird sings.* London: Virago.

Bass, E., & Thornton, L. (1983). *I never told anyone.* New York: Harper & Row.

Morris, M. (1982). *If I should die before I wake.* New York: Black Swan.

Spring, J. (1991). *Cry hard and swim. The story of an incest survivor.* London: Virago.

※이상 네 권의 책은 개인의 경험을 바탕으로 한 책입니다.

Bain, O., & Saunders, M. (1990). *Out in the open: A guide for young people who have been sexually abused.* London: Virago Upstarts. This book was specifically written for sexually abused teenagers discussing what happens once the truth is out.

Gallagher, V. (1991). *Becoming whole again. Help for women survivors of childhood sexual abuse.* Blue Ridge Summit, PA: TAB Book.

Stones, R. (1987). *Too close encounters and what to do about them.* London: Magnet.

chapter **10**

폭식 이면에 감춰진 생각

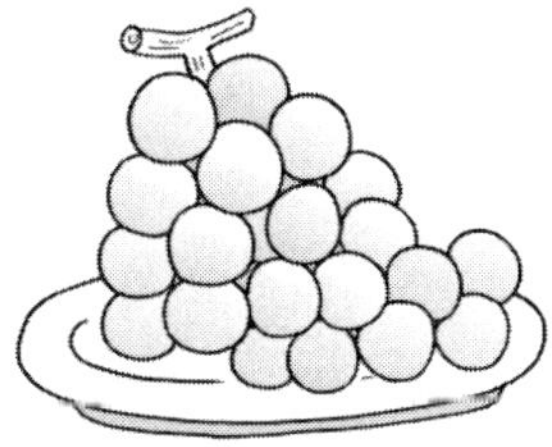

우리는 세상이 어떻게 돌아가고 남이 어떤 식으로 행동하는지에 대한 나름대로의 생각이 있습니다. 이런 생각은 의식적이건 무의식적이건 어린 시절의 경험에서 나옵니다(예, 부모가 당신에게 착하고 훌륭하며 가치 있는 사람이라고 항상 이야기했다면 그런 믿음을 가질 가능성이 큰 반면, 뚱뚱하고 이기적인 아이라는 말을 자주 들었다면 자신이 그렇다고 생각하면서 성장했을 가능성이 아주 높습니다.). 어린 시절의 경험에서 파생한 자신에 관한 평가에 기초해서 우리는 주변에서 벌어지는 일을 이해하려고 합니다('친구들은 나를 있는 그대로 좋아하기 때문에 내가 실수를 할지라도 계속 좋아할 거야.' 혹은 '내가 완벽하지 않다면 나를 좋아하지 않을 거야.' 혹은 '남을 기쁘게 하지 못한다면 나를 이기적인 사람이라고 생각할 거야.'). 한편 일의 결과를 예측할 때도 이

런 식으로 생각합니다('데이트 신청했던 그 근사한 남자는 처음이라 그렇지 내가 어리석고 형편없다는 것을 알게 된다면 계속 사귀려고 하지 않을 거야.'). 이런 일련의 부정적 사고는 지속적으로 새로운 경험을 통해 보완하지 못하거나 어릴 때 잘못 배웠던 부적절한 생각과 잘못된 방법으로 해결하려고 할 때 문제를 초래합니다. 식이장애를 겪는 사람은 대부분 자신과 세상에 대해 자기패배적인 사고를 많이 하고 있습니다. 이런 생각은 어린 시절의 힘들었던 경험에서 비롯한 경우가 많습니다. 한편 식이장애를 앓고 있는 환자는 자신이 혐오스럽고 엉망이며 어리석고 가치가 없으며 희망이 없다고 느낍니다. 식이장애 증상에는 부정적이거나 비이성적인 생각이 집중되어 있고, 증상은 부정적인 생각을 악화시킵니다('또 폭식을 했다, 또 굶고 제대로 먹지를 않았다, 나는 정말 쓸모없어.'). 이런 부정적 사고는 생활 전반에서 나타납니다('남자친구가 떠났어, 나는 사랑스럽지 못해, 다시는 남자 친구가 생기지 않을 거야.').

난 늘 실패야

식이장애 환자는 어린 시절부터 자신이 틀렸다는 생각 속에 성장한 경우가 많습니다. 환경의 영향이 큽니다.

주영의 사례

주영은 줄곧 자신이 쓰레기 같다고 느꼈으며 십대 때에는 약물 과용과 자해를 수차례 했습니다. 어렸을 때는 사랑받아 본 적이나, 보살핌을 받은 적이 없다고 했습니다. 집 안 곳곳에 형제자매의 사진이 걸려 있었으나 정작 자신의 것은 없었다고 했습니다. 주영의 어린 시절 기억에는 자신이 매우 못생겼다는 것이 가족 내의 농담거리였습니다. 엄마의 친구 자녀 중 주영과 동갑인 여자아이가 있었습니다. 주영은 지금까지 엄마친구 딸과 부정적으로 비교되었습니다. 주영이 못생기고 살이 쪘기 때문에 놀림받았습니다. 엄마친구 가족과 가까웠기 때문에 주영이 멸시를 경험하는 상황이 자주 있었습니다.

주영처럼 당신도 집안에서 편견이나 멸시를 겪었을 수 있습니다(똑똑하지 못하다든지, 예쁘지 않다든지, 칠칠맞지 못하다든지 등). 가족 내에서 미운 오리새끼처럼 취급받은 상처는 오랫동안 남아 있을 수 있습니다.

재희의 사례

재희의 아버지는 한국인이고 어머니는 동남아인입니다. 재희는 시골에서 컸습니다. "학교 다닐 때 힘들었어요. 이국적인 얼굴 때문에 종종 놀림을 당했고 내가 다르게 생긴 것은 뭔가 결함이 있는 것이라고 생각하면서 컸어요. 지금도 사소한 일이 잘못될 때마다 내가 얼마나 쓸모없는 인간인지를 되새기곤 합니다." 이것은 재희로 하여금 대인관계를 피하게 만들었습니다. 자신에게 결함이 있다고 느꼈기 때문에 상대에게 어떻게 말할지, 다른 사람을 어떻게 대해야 할지 몰랐습니다. 재희는 다정하지 않고 무뚝뚝하고 무표정해 보임으로써 사람들의 관심에서 멀어질 수 있었지만 항상 혼자 남게 되었습니다.

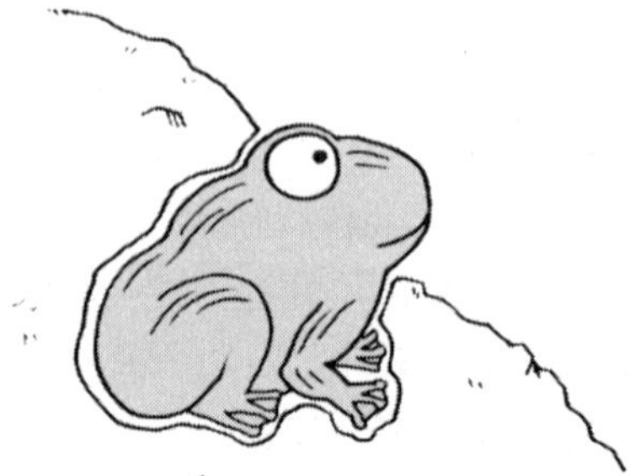

다음 내용이 당신에게도 해당됩니까?

- 사람들 사이에서 어떤 말을 해야 할지 모르겠다. 그래서 사회적인 모임을 피한다.
- 자신감이 없다. 사람들은 나를 좋아하지 않을 것이고 나를 흉보거나 내가 어리석다는 것을 알게 될 것 같다.
- 내가 하는 말이 틀린 내용이라고 판명되어 사람들이 비웃을까봐 두렵다.

이런 자기패배적인 사고는 머릿속을 맴돌면서 괴롭히고 성가시게 하고 지치게 만들며, 작은 일이라도 잘못되는 경우에는 더욱 파고듭니다. 더 나쁜 것은 그런 생각이 실제로 일을 잘못되게 합니다. 예를 들면, 어떤 사람이 당신을 좋아하지 않는다고 생각할 경우 당신은 그 사람에게 스스럼없이 다가가지 못하고 위축되어 방어적으로 행동합니다. 그러면 그 사람도 당신에게 호의적으로 대하지 않을 것입니다. 이렇게 되면 그가 당신을 좋아하지 않는다는 생각이 강해질 겁니다. '역시 내가 생각한 대로야.' 라며 짐작이 맞았다고 여길 겁니다. 자기패배적인 생각은 우울증이나 자존감이 낮아진 때문인 경우가 많고 식이 문제를 악화시키는 근간이 됩니다. 자신에게 이런 생각이 있는지를 파악하고, 그러한 믿음이 사실이 아닐 수 있다는 의문을 가지는 것이 중요합니다.

비극적 종말

비합리적이고 부정적인 사고방식은 무력감, 절망감, 불행한 운명 등의 생각을 갖게 합니다. 그런 사고방식은 세 요소로 구성되어 있습니다. (1) 일이 잘못된 것은 내 책임이라는 생각('내가 사람들을 실망시켰어.') (2) 앞으로도 똑같은 일이 반복될 거라는 생각('난 앞으로도 계속 사람을 실망시킬 거야.') (3) 어디 가더라도 비슷한 실패를 초래할 것이라는 생각('난 늘 주변 사람을 실망시킬 거야.'). 즉, 실패가 당신의 일 처리와 성격 때문이라고 여기고, 이는 다른 상황에서도 반복될 것이라고 생각하는 것입니다. 다른 일도 못할 것이고, 아무것도 개선할 수 없고, 할 만한 일도 결국 나쁜 결과로 끝날 것이라 느끼게 하기 때문에, 이런 식의 생각은 실제로 아무것도 할 수 없게끔 자신을 마비시켜 결국은 우울증에 이르게 합니다.

삶에 대한 두려움

당신은 삶이 악몽처럼 무섭다고 느끼는 사람입니까? 한 번의 불행

이후에 다른 재앙이 계속됩니까? 당신이 정말 운이 나쁜 사람일 수 있습니다. 사실 문제를 몰고 다니는 것처럼 보이는 사람도 있습니다. 그렇지만 모든 일이 늘 잘못되는 것처럼 여겨진다면 실제 그렇다기보다는 당신의 생각과 태도에 관한 문제일 수 있습니다.

지연의 사례

지연은 항상 자신에게만 최악의 상황이 일어난다고 생각했습니다. 어머니는 남편이 지연이가 어렸을 때 죽은 것을 두고두고 서글퍼했고 모녀의 인생이 얼마나 고되고 세상이 불공평한지에 대해 말하곤 했습니다. "어느 정도는 엄마의 눈을 통해서 세상을 봐 왔고 항상 부정적인 면에 집중했어요. 앞에 있는 모든 것은 나를 쓰러뜨리기 위한 장애물이었어요. 그리고 그것들은 나를 쓰러뜨렸습니다. 어떤 면에선 어려운 일이 닥치는 고통 속에서 묘한 만족을 얻었어요. 그러나 남편은 아주 정반대였어요. 그는 어려움은 극복할 수 있고 극복되고자 존재한다고 생각하는 사람었습니다."

죄책감의 고통

식이장애 환자는 사소한 일에 대해서도 늘 자신이 잘못했다는 느낌에 사로잡혀 있습니다. 특히 먹고 난 후 이런 죄책감이 강해집니다. 포도 한 송이 먹은 후에도 죄를 저지른 것처럼 극단적인 죄책감과 불편함을 느끼게 됩니다. 터무니없는 생각이라는 것을 알면서도 후회와 자책에서 벗어날 수 없습니다. 죄책감은 극복하기 어려운 문제입니다.

• 자, 이제 당신이 법정에 서 있다고 상상해 보세요. 판사가 소리칩니다. "피고는 포도 한 송이를 먹었으므로 유죄이다(또는 당신이 죄책감을 느끼는 어떤 것도 좋습니다. 크림 빵을 먹은 것, 친구에게 더 잘해 주지 못한 것, 부모님께 자주 인사 드리지 못한 것 등). 그러므로 징역 5년을 선고한다."

• 현명한 변호사라면 어떻게 당신의 혐의를 벗겨내고 당신에게 유리하도록 배심원의 마음을 움직일까요? 아마 변호사는 이렇게 말할 것입니다. "피고가 진짜로 잘못한 게 무엇입니까? 언제부터 포도 한 송이를 먹은 것이 이 나라에서 죄가 되었습니까? 저도 오늘 아침에도 포도 한 송이를 먹었습니다. 이 법정에 포도를 먹어 보지 않은 사람이 누가 있습니까?"

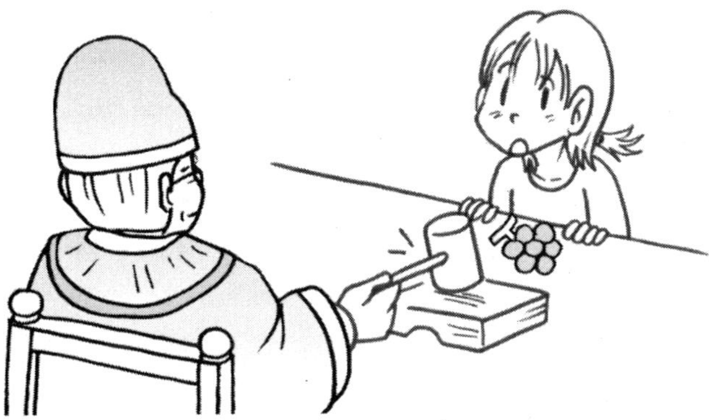

잘 보여야 한다는 의무감도 병

어떤 사람은 남을 기쁘게 해야 한다는 의무감을 갖습니다. 똑똑하고 매력적일 경우에만 사랑을 받을 수 있다는 느낌을 갖습니다. 특히 거식증 여성은 어머니의 사랑을 지금까지 받아 본 적이 없는 듯이 행동하는 경우가 많습니다. 아버지를 기쁘게 해 드려야 한다는 의무감을 갖고 행동합니다. 폭식증 환자도 마찬가지입니다.

천사표로 행동하기

민호의 사례

어린 시절 민호는 심성이 곱고 예민했었습니다. 다른 형제들이 옷을 더럽혀서 귀가하거나 집 안을 어질러 놓으면 엄마가 얼마나 속상하고 힘들어하실지 생각했습니다. 엄마는 화가 나면 아무 말도 하지 않았는데 민호는 그 냉정함을 견디기 어려웠습니다. 민호는 엄마를 기쁘게 하려고 무진 애를 썼습니다. 중학교 때 유학을 가 기숙사에 있었는데 외로움과 향수에 힘들었지만 엄마가 힘들어할 것을 생각하면 참아야 한다고 느꼈습니다. 공부를 잘하지 못했을 때 선생님에게서 벌을 받는 것도 두렵고, 모범생이 되어 급우에게서 놀림받는 것도 불편하여 어떻게 처신할지가 어려웠습니다. 민호는 남을 기쁘게 하는 데 명수가 되었습니다.

민호처럼 다음과 같은 생각이 드는지 살펴보세요.

- 남들의 마음에 들지 못하면 사랑이나 인정을 받지 못할까 봐, 또는 비난받고 멸시 당할까 봐 두렵습니까?
- 자신의 감정을 억누르고 남을 기쁘게 하고 계속 호감을 사기 위해 그들의 평가에 예민해합니까?
- 남을 실망시키지 않으려고 거절하지 못해서 일을 너무 많이 떠맡거나, 일이 잘못될까 봐 남에게 미뤄 둘 수가 없습니까?
- 상대의 감정이 격해지면 당신의 감정을 억누릅니까?
- 일단 감정을 드러내면 울거나 화를 낼까 봐 염려됩니까?
- 울보나 형편없는 사람으로 보이거나 우습게 여겨질까 봐 두렵습니까?

이 중에 해당되는 것이 있다면, 왜 그랬는지를 설명할 수 있는 경험이 있습니까? 남을 기쁘게 하려는 유혹에 빠지지 말고 당신의 행동이 다른 사람에게 어떻게 영향을 주는지를 생각해 보세요.

- 진실로 원하거나 느끼는 것을 상대에게 알리지 않는다면, 그들은 당신의 마음을 읽어 내고 당신의 감정을 알아맞혀야 할 겁니

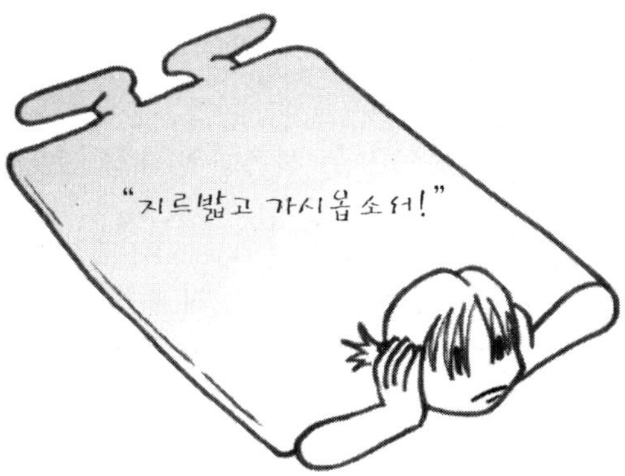

다. 그런 경우 당신의 마음을 잘못 읽고 원하는 것과는 다른 말이나 행동을 해서 결과적으로 당신을 당황하게 만들지도 모릅니다. 결국 상대의 마음에 들고 기쁘게 해 주려는 당신의 즐거움을 빼앗을 뿐 아니라, 오히려 상대방은 당신이 거만하고 자신들에게 무관심하다고 느낄 수 있습니다.

- 다른 사람에게 져 주듯이 말하고 행동한다면, 당신을 줏대가 없다든지 바보 같다든지 개성이 없다는 식으로 생각할 겁니다. 결국 당신을 재미없는 사람이라고 여기게 될 겁니다.
- 항상 남을 즐겁게 하려 한다면, 그러한 노력이 받아들여지지 않을 때 화가 나고 속상할 것이며, 무진 애를 써서 부정적 감정이 노출되지 않도록 하더라도 완벽하게 감추는 것은 불가능합니다.
- 속으로는 당신이 옳다는 생각을 하면서 상대의 입장에 동조하는 듯 말하고 행동하기는 무척 힘들 것입니다.
- 남을 기쁘게 하려는 것에는 내가 베풀고 도와준다는 의미가 내포될 수 있지만, 상대가 나에게 베풀고 좋은 일을 할 기회를 빼앗는 이기적인 행동일 수 있습니다.

멋대로 하기

어떤 사람은 남의 마음에 드는 행동과 반대로 행동하며 다른 사람의 요구를 무시하는 태도를 취합니다. 대부분의 사람에게는 '해야만 해.' 와 '하기 싫어.' 라는 두 가지 대처방법이 공존합니다. 또 어떤 사람은 주변 사람에게는 헌신적으로 도움을 주면서도 가족에게는 하고 싶은 대로 하고 고집을 부리기도 합니다.

• 해야 할 일이 누군가의 강요 때문이라고 느낍니까?
• 그 경우 어떤 느낌이 듭니까? 분노, 두려움 또는 반항심?
• 거부하는 마음이 있다면 역량을 충분히 발휘할 수 없지 않을까요?

민호는 두 대처 방법의 양극단을 왔다 갔다 하는 행동을 보였습니다. 그동안은 대부분 남이 원하는 것을 했으나 폭식증에 걸리고 나서는 자기 멋대로 할 수 있었습니다.

천사표 벗어나기

앞서 말한 양극단의 적응기제에 대처하려면 당신의 욕구를 충족시키는 것, 즉 자신을 위해 좋은 일을 하는 것과 다른 사람의 마음에 드는 것 간의 균형을 찾아야 합니다. 처음에는 자신의 욕구를 파악하고 원하는 것을 아는 것이 어려울 것입니다. 2장에 설명한 문제 해결법을 이용해서 다룰 필요가 있습니다. 대안이 될 만한 행동을 생각한 후에, 자신에게 최선인 방법을 찾는 데 도움이 될 대차대조표를 작성할 수 있을 것입니다. 목표를 설정했다면, 달성하기 위해 자기주장훈련 기술을 사용하는 것이 좋습니다(11장 참고).

마음을 강하게 하기 위해서는 다음 말을 기억하세요.

• 모든 사람을 항상 기쁘게 할 수는 없다!
• 모든 사람을 사랑할 수도, 모든 사람에게 사랑받을 수도 없다!

• 나를 위하는 것이 이기적인 것은 아니다!

통제에 대한 집착

식이장애를 겪는 사람은 흔히 모든 일을 완전히 통제하려 하는데, 그 기저에는 혼란에 대한 두려움이 있기 때문입니다.

주희의 사례

주희는 원룸을 완벽하게 정리했습니다. 매일 저녁이면 1시간여 동안 욕실과 부엌을 청소했습니다. 같이 사는 다른 친구들은 이 같은 주희의 행동이 달갑지 않았습니다. 친구들의 이런 반응에 기분이 나빴습니다. 친구들은 주희를 피했으며 뒤에서는 청소부 체질이라며 놀렸습니다. 자신들이 이사를 가야겠다고도 했습니다. 주희는 직장에서도 자신이 지시한 일을 동료가 제대로 하고 있는지를 반복적으로 체크했습니다. 때로는 일을 약간 위임하려다가도 결정을 번복하는 이메일을 동료에게 보내고 결국에는 자신이 하곤 했습니다. 직장 동료들은 이것을 참을 수가 없었으며 주희가 사무실에 없을 때면 비웃곤 했습니다. 주희가 삶을 통제하는 또 다른 방법은 엄격하게 식사와 운동을 하는 것이었습니다.

• 당신도 주희처럼 강박적으로 청소하거나 확인하고 항상 완벽하게 정돈되어 있어야만 마음이 편합니까?
• 만약 상황이 당신의 기준에 미치지 못했을 경우 벌어질 일을 구체적으로 상상해 보세요. 앉아서 눈을 감고 그 상황을 마음속으

로 그려 보세요. 천천히 상상해 보세요. 어떻게 대처하고 무엇을 할 수 있겠습니까? 당신이 부러워하는 강해 보이는 친구 한 명을 상상하세요. 그 친구라면 어떻게 대처할까요? 친구는 어떻게 생각하고 무엇을 할까요? 마음속에서 당신을 비난하는 소리가 들리나요? 비난의 소리에게 무슨 일이 있어도 도움을 받아서 극복하고 말 것이라고 크게 말하세요.

- 당신이 통제해 오고 있는 것 중 쉬운 것부터 단계적인 계획을 세워 여유를 줘보세요. 식사 규칙을 약간 느슨하게 하는 것도 포함할 수 있습니다. 설거지를 10분 미루는 것처럼 집안일에 허용적이 되는 것도 있습니다. 이때 밀려오는 불안과 죄책감을 인식하고 얼마나 지속되는지 보세요. 이러한 작은 시도를 성공적으로 끝냈다면, 더 어려운 일에 도전할 수 있는 자신감이 생길 겁니다. 작지만 매일 매일의 생활에서 당신의 지나친 기준에 대한 도전의 연습을 계속해야 합니다.

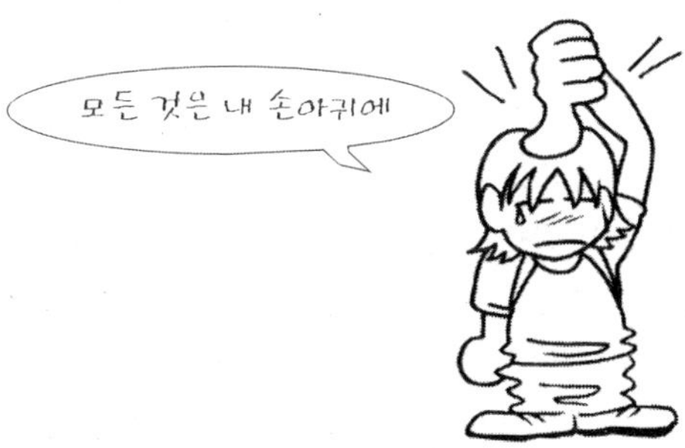

완벽주의나 강박적 사고의 함정에서 빠져 나오는 데 도움이 될 말이 있습니다.

• 내가 운명까지 마음대로 할 수는 없다. 인생에서는 공평하지 않은 일을 겪게 마련이다.
• 잘 살기 위해서 나는 열심히 하지만, 잘되기 위해서는 운도 따라야 한다.
• 약간의 혼란이나 혼돈을 견디는 것도 중요한 생존 전략이다.

금욕주의

통제와 억압의 또 다른 예는 본능적인 요구를 참는 것입니다. 원하는 것에 부응하는 것은 잘못이라는 느낌을 가질 수 있습니다. 편안함을 추구하면 죄책감을 느낍니다. 원하는 것을 얻게 되면 자신이 이기적이라고 괴로워합니다.

희주의 사례

희주는 사업가의 막내딸입니다. 아버지는 성공한 기업가며 부모님은 항상 바빠서 늦게 귀가했습니다. 희주는 부모님에게 숙제에 도움을 청하거나 학교에서의 생활에 관해 수다 떠는 것이 부담을 드리는 것이라 여겼습니다. 부모님은 너무 바빠서 자신에게 관심을 가질 수 없다고 생각되었습니다. 그래서 자신의 일은 혼자서 극복해야 했습니다. 학교에서는 다른 아이들과는 다른 외톨이라고 느꼈습니다. 물질적인 면에선 불편한 게 없었습니다. 15세 이후로 부모는 사업 때문에 1년 중 5개월은 베트남에서 생활해야만 했습니다. 서울에 있는 집에서 한 살 많은 언니와 둘이서 지냈습니다. 그러다가 그녀는 식이장애와 우울증으로 병원에 오게 됐습니다.

• 당신의 부모님도 희주처럼 물질적으로는 충분히 지원해 주었지만, 정서적인 면에서 소홀히 하고 충분한 시간을 함께 하고, 지지와 관심을 줄 필요성을 무시했을 수 있습니다.
• 희주처럼 부모님이 아직 어린 당신을 어른 취급할 때, 당신은 뭔가 불만스러우면서도, 정을 그리워하는 자신을 유치하다고 느낄 수 있습니다. 하지만 정서적 지지가 배제된 물질적인 풍요는 상처로 경험될 수도 있습니다.
• 당신 부모님은 희주와는 반대로 자녀를 강하게 하기 위해 물질적으로 궁핍하게 했는지도 모릅니다. 당신 학비보다 많은 돈을 친척이나 강아지를 위해 사용하는 것을 볼 때, 당신은 분노를 느꼈을 테지만, 그러한 감정을 설명할 수도 인정할 수도 없을 것입니다.
• 정서적 빈곤은 다른 종류의 안락함—먹는 것, 약물 복용, 사치, 성적 탐닉—을 추구하게 만들 수 있습니다. 안락함이나 보살핌을 원하는 기저의 정서적 빈곤을 이해하지 못하면 그러한 행동은 탐욕이나 탐닉처럼 보입니다.

최고에 대한 집착

모든 일에 최고여야 하고 모든 일을 잘 처리해야 한다는 슈퍼우먼의 욕구가 있을 수 있습니다. 강박적인 완벽주의자는 자신의 욕구나 목표의 적절성에 대한 성찰 없이 무조건 더 크고 더 나은 것을 추구합니다. 물론 최선을 다하려는 것은 나쁜 게 아니며 인생을 살아가는 데 여러 면에서 도움을 줍니다. 그렇지만 식이장애가 있는 사람은 종종 자신과 세상에 대해 비현실적으로 높은 기대를 가집니다. 단순히 최선을 다하려고 노력하는 게 아니라, 항상 최고의 위치에서 성공해야 하고 모든 것이 흠이 없이 완벽해야 합니다. 이것은 외모, 일, 대인관계에도 마찬가지입니다.

자신에게 다음의 질문을 해 보세요. 왜 그런 성공이 필요합니까? 왜 항상 다른 사람보다 우수하고 위여야 합니까? 왜 그렇게 심하게 경쟁해야만 합니까?

아마도 완벽에 대한 욕구는 슈퍼우먼이 되지 않으면 아무도 당신을 좋아하지 않을 것이고 실패, 잘못, 적당주의, 실수, 부주의에 대해 용서받지 못할 거라는 무의식적 두려움의 결과일 것입니다. 혹은 완벽한 상황이 아닌 혼돈이 두렵고, 목표가 없으면 외롭고 방향을 잃어버렸다고 느낄 수도 있습니다. 완벽하게 하지 못하면 쓸모없는 사람이라고 생각하게 됩니다. 그러나 완벽해지려고 하는 것은 정말 사람을 지치게 만듭니다. 그뿐만이 아닙니다. 완벽주의는 당신에게 꼭 필요한 너그러움, 발랄함, 자발성, 창조적인 면을 죽입니다.

직장에서 최고가 됨으로써 경제적 안정이나 사회적 인정을 받을수록, 완벽을 추구하는 당신이 왜 정서적으로 그토록 빈곤한지에 대해서까지 구태여 의문을 가질 필요가 없다고 생각하게 될 수 있습니다.

현영의 사례

현영은 큰 일간신문 편집장의 비서가 되었습니다. "그 직책은 야망 있고 힘이 있는 자리였어요." 현영은 우수하다는 것을 보여 주기 위해 매일 추가수당도 없이 야근을 했습니다. "편집장의 마음을 읽으려고 노력했고, 그 사람이 요청하기 전에 원하는 일을 했어요. 편집장이 나를 지금까지 일해 본 사람 중에 제일 훌륭한 비서라고 생각해 주길 바랐어요." 그렇지만 거의 칭찬을 듣지 못했고, 어느 날 편집장이 다른 사람에게 하는 이야길 듣게 되었습니다. "새 비서는 지나칠 정도로 열심히 해. 일은 괜찮게 하지만 너무 긴장해서 사무실에 있는 다른 사람을 피곤하게 만들어." 순간 그간의 현영의 모든 노력이 수포로 돌아가는 것을 느꼈습니다. 완벽해지려는 현영의 시도는 남을 기쁘게 하려는 욕구 때문임을 알 수 있을 것입니다.

부정적 생각에 대한 도전

감정적으로 불필요하게 격해지거나 원하는 것과는 다른 행동을 할 때마다 자신을 동요하게 만든 생각의 잘못된 점을 찾아보세요. 당신의 신념이 합리적인지 아닌지를 아는 한 방법은 다음 질문에 대해 생각해 보는 겁니다.

- 그렇게 생각한 근거가 뭔가요?
- 다른 설명이 가능할까요?
- 제3자라면 그런 생각을 어떻게 볼까요?
- 상대에게 잘 보이려 하거나 완벽을 추구하거나, 자신을 통제하

려는 것은 아닌가요?

당신에게 나쁜 결과를 초래하는 행동 양식을 알아 두어야 합니다. 자기패배적인 사고는 빨리 자동적으로 떠오르기 때문에 파악하기 어려울 수 있습니다. 자기패배적 사고는 위에 언급된 여러 영역에 걸쳐 있을 수도 있고, 어떤 범주에도 속하지 않을 수도 있습니다.

삶의 전 영역에 퍼져 있는 부정적 사고를 인식하면, 그런 생각이 들 때마다 일기에 기록하세요.

- 일기에 선행요인(힘든 감정 혹은 자기패배적인 행동을 하기 직전에 있었던 생각이나 감정) 및 결과(결과적으로 일어난 힘든 감정과 자기패배적 행동)를 적어 보세요.
- 길게 두 칸을 만드세요. 첫 칸에는 비합리적인 자기패배적 믿음(예를 들면, '무조건 잘해야 해.' '나는 아무짝에도 쓸모없어.')을 적으세요. 둘째 칸에는 합리적이고 균형 잡힌 생각(예를 들면, '잘하는 것이 더 좋기는 하지만 언제나 그래야 할 필요는 없어.')을 쓰세요.
- 자기패배적 생각에 도전하는 데는 이 방법에 더해서, 단지 생각을 대체하는 것뿐 아니라 행동을 바꿈으로써 자기패배적 사고의 결과를 바꿀 수 있게 함이 필요합니다. 심사숙고해서 행동을 계획하세요. 그래서 다음번에 이 같은 자기패배적인 유형이 일어날 때 계획대로 하세요. 행동계획에는 친구에게 전화 걸기, 다른 사람 방문하기, 대차대조표 쓰기 등도 있습니다.

〈표 10-1〉은 현영의 비합리적인 사고와 치료 과정에서 배워 대치한 합리적인 사고입니다.

〈표 10-1〉 현영의 자기패배적 사고와 반론

비합리적 사고	합리적 사고
직장에서 뛰어나지 않으면 사람들은 나를 알고 지낼 가치가 없는 하찮은 사람으로 볼 거야.	전혀 그렇지 않아. 직장에서 일을 잘하는 것보다도 사람에게는 더 중요한 것이 많이 있어. 더구나 난 뛰어나지는 않더라도 일을 꽤 잘할 수는 있잖아.
인간으로서 가치가 있으려면 모든 사람에게 사랑받고 인정받아야 해.	누가 그를 사랑하느냐 미워하느냐로 그 사람을 평가할 수는 없어.

다음은 식이장애가 있는 사람에게 보이는 자기패배적인 사고에 대한 합리적 대응입니다. 일부는 식사에 관한 것이며, 삶의 다른 영역에 관한 것도 있습니다.

정미: 기준보다 약간 더 먹은 것으로 인해 죄책감에 휩싸이는 것은 비합리적이야. 정상적으로 먹는 것이 어렵긴 해도 불가능한 일은 아니야. 다른 사람이 내 호의를 거절했을 때 그것이 나를 거부했다는 것을 의미하지는 않아. 바보 같은 짓을 했더라도 그때 바보같이 행동했음을 의미할 뿐이지 내가 완전히 바보라는 것을 의미하는 것은 아니야.

지인: 몸무게를 적게 유지할 수 있을 때는 기분이 아주 좋아. 그러나 그게 나한테 유익하지는 않아.

보영: 식욕을 충동적으로 느낄 때라도 당장 먹어야만 하는 건 아니야.

은지: 인정받지 못한다고 그렇게까지 비참한 것은 아니지. 단지 기분이 좋지 않을 뿐이야. 어리석은 행동을 했을 경우라도 내 자신을 인정할

수 있어. 기준보다 더 먹어 버렸거나, 어떤 일이 잘못되었을 경우라도 그건 내가 실수할 수 있는 인간임을 증명할 뿐이야.

제니: 앞으로 며칠 동안 열심히 노력하면 식사량이 늘 걸로 확신해. 허기지고 지친 상태로 있지 않는 것이 좋아. 내가 회사에서 요즘 진행 중인 중요한 프로젝트가 어떤 결과가 될지 불안하고 걱정스럽지만, 결과가 궁금하고 도전하고 싶은 마음도 있어.

태연: 몇 번의 실수와 폭식증 재발은 실패이기보다는 이런 허점이 있는 나를 인정할 수 있게 배울 수 있는 기회이자 도전이야. 실직은 내게 더 적합한 직업을 찾게 하는 기회일 수 있어.

부끄러움 떨치기

부끄러움, 창피함, 당혹감은 완벽하지 않을 경우 아무도 당신을 좋아하지 않을 것이라는 생각과 밀접한 관련이 있습니다. 이런 감정을 떨치기 위해 창피하고 바보스럽고 우스꽝스럽게 여겨지는 행동, 특히 여러 사람 앞에서 하기 창피한 일, 하고 싶지만 해 보지 못했던 일, 보통 때라면 하지 않을 바보스러운 행동—옷을 벗어젖히거나 남을 구타하는 등 문제가 될 행동이나 남에게 실질적인 피해가 가는 행동—을 상상해 보세요. 이런 행동을 한다고 상상하고 부끄러움을 느껴 보세요.

나아가 사람들 앞에서 부끄러운 행동을 해 보세요. 남이 비웃고 바보 같다고 여길지라도 창피하거나 당황스러운 감정을 견디고 무시해 보세요. 적어도 1주일에 한 가지씩 창피한 행동을 계획하세요.

다음은 다른 사람의 예입니다.

- 유행 지난 옷을 입는다.
- 화장하지 않고 스타킹에 구멍 난 채로 하루 종일 돌아다닌다.
- 공식 행사에 평상복을 입는다.
- 친구나 친척에게 자신의 병(식이장애)에 대해서 이야기한다.
- 중요한 사람에게 자신의 부족함을 고백한다.
- 옷을 잔뜩 껴입어 훨씬 뚱뚱하게 보이게 하고서 하루 동안 돌아다닌다.
- 목욕탕에서 다른 사람이 보는 것에 상관없이 옷을 갈아입는다.
- 배나 엉덩이가 크게 보일 옷을 고른다.
- 직장에서 사소한 일이 잘못되게 고의로 시도해 본다.

더 읽을거리

Beck, A. T. (1976). *Cognitive therapy and the emotional disorder.* London: Penguin Books.

Blackburn, I. M. (1987). *Coping with depression.* Edinburgh: Chambers.

Burns, D. D. (1990). *The feeling good handbook.* New York: Penguin Group, USA(Plume).

Carter-Scott, C. (1988). *Negaholics. Overcome your lack of confidence. A twelve-step programme to recovery.* London: Century.

Palladino, C. D. (1989). *Developing self—esteem. A positive guide for personal success*. London: Kogan Page Ltd.

Wilde—McCormick, E. (1990). *Change for the better. A life—changing self—help psychotherapy programme*. London: Unwin Paperbacks.

chapter **11**

자기표현과 자기주장

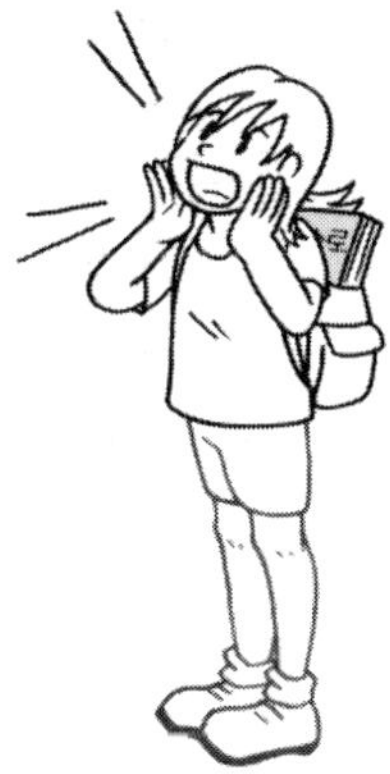

10장에서 부정적 생각과 부적절한 감정에 시달리고 통제에 집착하고 남의 마음에 들기라는 병에 걸린 자신의 모습을 보았나요? 당신은 의무감에 지배되어 황폐화되고, 녹초가 될 때까지 남에게 퍼주고 또 퍼 주다가 마는 사람인가요?

다른 사람이 요청에 '아니요.' 라고 소리치고 싶은 상황에서도 당신은 '예.' 라고 하여 결국 이용당합니까? 거절을 하면 상대의 감정을 상하게 할까 봐 당신을 불편하게 하는 남의 호의를 거절하지 못합니까? 원하는 것을 말한다면 이기적인 사람으로 보여질까 봐 걱정됩니까?

이상의 질문에 '예.' 라고 대답한다면 이 장을 읽으세요. 당신은 자기표현과 자기주장이 부족한 것입니다. 이런 상황은 대개 자존감이 매우 낮아서 자신이 귀중하지 않다고 느끼는데서 생깁니다.

세영의 사례

세영은 20세로 작지만 건실한 회사의 비서실에 근무하고 있습니다. "아무도 나에게 진정한 관심이 없는 것 같아요. 나는 다른 사람을 즐겁게 하는 유쾌한 상대가 못 돼요." 치료를 위해 클리닉에 왔을 때 그녀는 끝없는 자책, 수치심, 자기 비하에 시달리고 있었으며, 모든 사람에게 모든 일을 해 주고, 다른 사람을 실제적 정서적으로 돌보아 줌으로써만 자신의 쓸모를 느낄 정도로 스스로를 부정적으로 여겼습니다. "사무실에는 여직원이 4명 있어요. 상사가 누가 커피를 타 한 잔씩 돌리겠나? 하면 벌떡 일어서 나서는 사람은 항상 저예요. 말할 것도 없이 설거지는 항상 내 차지예요. 다른 사람은 그 일을 하려고 하지 않아요. 사람들이 모두 퇴근한 후에도 뒷정리를 위해 남아 있곤 해요." 세영은 남보다 업무가 두 배는 많습니다. 한두 번은 상사가 다른 비서에게 세영의 일을 일부 시켜 세영을 도와주려 했습니다. "상사가 그러는 게 좋지 않았어요. 저를 도와주려고 한 것은 알지만 그 후 동료에 대한 미안함으로 자책에 시달려야 했어요." 세영이 피학적인 사람인가요? 아니면 순교자인가요? 어느 쪽도 아닐 겁니다. 하지만 세영은 자신을 모든 사람이 밟고 지나가는 발판처럼 여기는 데 익숙해 있고, 오히려 그렇게 하지 않는 것이 두렵다는 것을 알고 있습니다. 그녀가 발판 역할을 포기한다면 다른 사람이 자신을 받아들이지 않고 결국 버릴까 봐 두려워했습니다.

때로 이런 사람은 터져 나오는 심한 분노 또는 좌절에 대한 두려움으로 마음을 열고 이야기하지 못하기도 합니다.

신지의 사례

신지는 20세 된 대학생으로 다른 여학생과 함께 방을 쓰고 있었습니다. "둘이 방을 동등하게 사용할 수 있는 것은 알지만, 내 생각을 말할 권리가 없는 듯이 느껴져요. 같은 방을 쓰는 애정이는 얘기를 노골적으로 하고 어떤 때는 정말 경솔하게 행동해요. 그런 행동을 견디기 힘들어요. 하루는 애정이 생일 파티에 초대한 사람들 앞에서 내가 음식을 먹고 나서 토할 것이기 때문에 내 식사비는 자기가 지불하지 않을 거라고 했어요. 나는 정말 부끄럽고 화가 났어요. 그 애를 발로 차고 때리고 소리치고 싶었어요. 그러나 그 자리에서 나는 아무 말도 못하고 어색한 미소만 지었을 뿐이었지요."

자기 표현하기

우리는 원하는 것, 욕구, 감정을 다음과 같은 세 가지 방법으로 표현할 수 있습니다.

1. 피동적 표현: 당신의 소망, 욕구, 감정이 고려되지 않습니다. 이런 대화는 구부정한 자세로 눈을 내리깔고서 주저하는 목소리 또는 기어 들어가듯 넋두리하는 목소리로 하게 됩니다. 그리고 '혹시… 단지 … 정도만 해 줄 수 있을지' '아니 괜찮아. 신경 쓰지 않아도 돼.' 등의 표현을 사용합니다.
2. 자신 있는 표현: 당신의 소망, 욕구나 감정을 표현하는 동시에 상대의 감정도 고려합니다.
3. 공격적 표현: 단지 당신의 욕구나 감정에만 관심이 있습니다. 부

적절한 분노나 적대감이 깃든 큰소리로 폭발적으로 말합니다. '… 하는 게 좋을 걸.' 하고 협박하거나 '농담이겠지.' 하는 식으로 깎아 내리거나 '… 해야 돼.' '그에 대해 네가 잘 알고 있는 줄 알았는데.' 등의 협박이나 빈정거리는 표현을 씁니다.

우리는 이런 세 가지 방법으로 여러 상황에 대처합니다. 섭식 문제가 있는 여성은 종종 수동적 표현과 공격적 표현의 양극단을 왔다 갔다 합니다. 적당한 타협점(중간 지점)을 찾는 데 어려움이 있습니다.

피동적으로 감정을 억누르며 행동했던 최근의 사건을 생각해 보세요. 당시의 상황을 재구성해 보세요(2장 참고).

A. 언제, 어디서, 누구와 무엇을?

- 당신은 어떻게 생각했습니까?
- 당시 억제했던 감정은 어떤 것이었습니까?
- 다음과 같은 식의 반응을 초래하는 생각은 무엇이었습니까?
  - 이렇게 말하면 그는 나를 싫어할 거야.
  - 내 감정이 격해지는 건 어리석은 거야

B. 피동적 행동

- 남이 당신을 어떤 경위로, 어떤 식으로 좌지우지했습니까?

C. 긍정적, 부정적 결과

피동적인 행동보다는 자신 있게 주장을 하는 것이 당신이 배워야 할 기술이며, 양 극단이 아닌 중도적 태도에 필요한 기술입니다.

자기표현과 자기주장이 필요한가

"왜 내 주장을 하는 법을 배워야만 하지요? 오히려 위험하지 않을까요?" 라고 물을 수 있겠지요. 이유가 무엇이건 단기적으로는 자신의 욕구, 소망, 감정을 표현하지 않는 편이 수월하게 여겨질 겁니다. 그렇지만 이런 욕구억압은 장기적으로는 당신의 신체적, 정신적 건강에 심각한 손상을 줄 수 있습니다.

- 자기주장을 못하면 점차 좌절감이 쌓이며, 이건 폭식증을 지속시키거나, 두통, 요통 같은 신체적 문제를 초래할 수 있습니다.
- 다른 사람은 짓밟히는 당신을 동정할 수도 있고 자기주장을 하지 않는 태도를 좋아하는 것처럼 보일 수도 있습니다. 그러나 인생이 얼마나 불공평한지 불평만 하거나 폭식증으로 인해 나빠지고 있는데도 개선을 위한 노력을 하지 않는다면 곧 그들은 당신에게 짜증을 내게 될 겁니다.
- 갈등을 외면하는 것은 일시적으론 문제가 없을 수 있습니다. 하지만 장기적으로는 긴장과 좌절을 키웁니다. 갈등이 생기는 즉시 그 상황을 다루는 것이 훨씬 더 건강합니다.

"나에게 그런 시도는 너무 힘들어 보이고, 주변 사람과 사이가 멀어질 위험이 커서, 시도조차도 두렵다."라고 말하고 싶나요. 아무도 당신이 하루아침에 모든 상황에서 자기주장을 할 수 있게 변해야 한다고 생각하지 않습니다. 그러나 적어도 특정 상황에서는 자신을 갖고 자기주장 하기를 선택해야 합니다.

자기주장의 원칙

모든 사람이 그러하듯 당신은 인간의 기본 권리가 있습니다. 즉, 의견을 갖고 이를 표현할 권리, 실수할 권리, 죄책감 없이 다른 사람의 요구를 거절할 권리, 마음을 바꿀 권리, 스스로 우선순위를 정하고 목표를 정할 권리, 자신의 행동, 사고, 감정을 판단하고 결과에 책임을 질 권리를 가집니다.

- 우선 생각하세요. 협상하기 전에 당신이 원하는 것, 당신과 상대방의 권리를 명쾌히 하세요. 반대 상황을 예상하고, 반대에 어떻게 반응할지에 대한 계획을 세우세요. 이런 준비는 자신감을 강화시킵니다.
- 가능하다면 적절한 시기를 선택하세요. 상사가 바삐 회의에 들어가느라 당신 자리를 지나칠 때 급여 인상을 요구하는 것은 좋은 방법이 아닙니다! 사적으로 그 문제를 이야기하기 위해서라면 약속을 정하세요.
- 요구를 할 때는 구체적이고 직접적이어야 합니다. '단지', '차라리', '아마' 등과 같은 자신감 없어 보이는 단어 사용을 피하세요. "내가 승진할 가능성이 조금이라도 있을지 궁금합니

다."라고 말하지 마세요. "내가 승진될 수 있을까요?"라고 말하세요.

• 행동은 비난해도 사람을 비난하지는 마세요. 사실을 말하되 판단하지는 마세요. '항상', '결코', '불가능한' 같은 단어를 피하세요. 사람과 상황에 대해서 긍정적인 것을 이야기하세요. 말해야만 할 것을 말한 후에는 흔들리지 마세요. 그 사람이 기분 나빠한다고 사과함으로써 이미 말했던 것을 없었던 일로 되돌리지 마세요.
• 당신이 '아니요'라고 거절할 경우 대안을 제안하세요. '오늘 밤 당신을 위해 야근할 수가 없어서 유감입니다만, 필요하다면 내일은 괜찮습니다.' 등으로요.
• 주제를 돌리려 하거나 당신의 결정을 번복시키려고 하는 사람에게는 고장 난 전축판 기법을 쓰세요. 상대방이 무어라고 하건 간에 당신의 주장을 조용히 반복하세요.
• 눈을 바라보세요. 똑바로 서서 편안한 자세를 취하세요. 방어하듯 팔짱을 끼지 말고 양팔을 옆에 붙이고 어깨는 편안하게 내리세요.

당신이 비난받고 있다면 다른 기법이 있습니다.

• 당신을 비난하는 말속에는 일부의 진실이 있을지도 모른다는 사실을 겸허히 받아들이세요. 그러나 당신이 하는 일에 대한 판단은 당신 자신이 하세요.
• 부정적 자기주장 기법: 실수와 잘못은 인정하되, 사과를 할 필

요는 없습니다.

- 비난의 내용이 유용한 것이라면 정보를 더 얻기 위해, 혹은 당신을 조정하기 위함이라면 제풀에 지치도록 비난을 은근히 부추기세요.

자기표현과 자기주장 연습

위의 내용을 읽었더라도, 실제로 어떻게 해야 할지는 아직 궁금할 것입니다.

일어날 상황에 대비해 다음과 같이 준비해 두세요.

- 거울 앞에서 말하고 싶은 것을 연습하세요.
- 말하고 싶은 것을 녹음해 들어 보세요.
- 친구나 가족과 그 상황을 역할 놀이해 보세요. 역할을 바꾸어 당신이 요구할 대상의 역할을 맡아 해 보세요.

물론 당신 스스로의 힘으로 생각해야 할 상황도 있습니다. 다른 사람의 요구에 순응하는 데 익숙해져 있어서 '예.' 라고 말한 후에야 거절하지 못한 것을 후회한다면 당신은 마음을 바꿀 권리를 가지고 있다는 것을 명심하세요. '예.' 라고 말했던 사람에게 전화를 걸고 "대단히 미안해. 하지만 다른 일을 더 할 수는 없어." 라고 이야기하세요. 그 사람이 당신의 생사여탈권을 가지고 있을 때 자신 있게 자기주장을 하는 것은 어려울 것입니다. 그런 때는 꼭 그렇게 해야 할 필요는 없습니다. 나중에 그 사람이 말했던 것에 대해 당신이 어떻게 느꼈는지를 이야기할 수 있습니다. 즉, "어제 당신이 이야기한 것에 대해서 이야기하고 싶습니다." "당신이 …라고 말했을 때 나는 정말로 기분이 상했더랬습니다."라고 말하세요. 처음으로 자기주장을 할 때 두렵고 떨릴 것입니다. 그러나 연습으로 좋아질 것입니다. 자기주장을 하는 것은 자신감을 높여 주고, 따라서 좀 더 자기주장을 잘하게 될 것이라는 것을 알게 될 것입니다. 점차 당신의 생활은 균형 잡히게 될 것입니다.

다음은 우리 환자 중의 한 명이 극복한 어려웠던 상황을 한 예로 들겠습니다.

유정의 사례

유정은 귀엽고 부드러운 여성으로 여가 시간에는 지역 오케스트라단에서 연주를 합니다. 단원인 지선은 유정과 친해지고 싶었습니다. 매일 지선은 전화로 몇 시간씩 자기 문제를 이야기했습니다. 반면 유정의 말에는 귀 기울이려 하지 않았습니다. 지선은 유정에게 함께 영화를 보자고 졸랐습니다. "오늘 저녁에 특별한 일 없지? 좋아. 극장표 두 장 있거든. 함께 가자. 내 차로 가." 유정은 처음엔 당황했지만 점점 화가 났습니다. 가능한 한 지선을 피했습니다. 지선에게 전화 오면 없다고 해 달라고 부모님께 말했습니다. 오케스트라는 좋아했지만 지선을 만나기 싫어 더 이상 가지 말아야겠다고 생각했습니다. 한편으로는 지선에게 미안한 마음이 있었습니다. 왜냐하면 지선은 다른 친구가 거의 없는 듯 보였기 때문입니다. 자신이 냉정히 거절하면 그건 지선에게 상처 주는 것이고, 조르는 요청을 받아들이면 자기주장 할 권리와 두 사람 간의 한계를 정할 권리를 잃는 것이라고 생각했습니다. 어떤 대처를 해야만 함이 분명했습니다. 지선을 피함으로써 유정의 생각을 간접적으로 보여 줄 수 있지만 지선에게서 자유로워지는 유일한 방법은 직접 말하는 것일 겁니다. 다음은 고장 난 전축판 기법을 통해서 자기주장을 관철한 유정의 방법을 보여 줍니다.

☎ 전화대화

유정: 안녕, 나 유정이야.

지선: (약간 책망하듯) 안녕. 하루 종일 너한테 핸드폰으로 전화했어. 어디 갔었니?

유정: (다소 방어적으로) 응, 나가서 할 일이 있었어.

지선: 오늘 저녁에 집에 있을 거니?

유정: 응.

지선: 특별히 할 일 있니?

유정: 아니, 그냥 텔레비전 보며 쉴 거야.

지선: (들뜬 목소리로) 아, 잘됐다. 마침 너를 만나러 갈 참이었어. 가는 길에 피자 사 가지고 갈게. 저녁 8시쯤 가면 어때?

유정: 오늘 저녁엔 아무도 만나고 싶질 않아. 혼자 있고 싶어.

지선: (다소 놀라며) 따분하게 왜 그러니. 혼자 지내는 건 좋지 않아. 같이 수다 떨면 재밌잖아.

유정: 따분하다니 유감이지만 오늘 저녁은 만나고 싶지 않아. 이번 주말에는 어떠니?

지선: (꼬시듯이) 오늘 밤에 만나자. 영희에 관해 할 말이 있어.

유정: 네 얘길 듣고 싶지만 오늘은 그럴 기분이 아니야.

지선: (좀 더 화가 나서) 정말 오늘 왜 그러는지 이해가 안 돼. 별일 없다고 하면서도 나더러 오지 말라는 거잖아. 너 너무 이기적인 것 아니니. 오랜 친구에게 그러는 거 아니야.

유정: 미안해. 하지만 오늘은 정말 혼자 있고 싶어.

전화가 계속되면서 지선이 유정에게 미안함을 느끼게 하려는 것을 알 수 있습니다. 유정은 꼬임에 넘어가지 않으면서도 이기적으로 행동하는 것에 관한 논쟁에 말려들지 않고 잘 극복했습니다.

더 읽을거리

Butler, P. E. (1982). *Self—assertion for women.* New York: Harper and Row.

Dickson. A. (1985). *A Woman in your own right. Assertiveness and you.* London: Quartet Books.

Hare, B. (1988). *Be assertive.* London: Macdonald optima.

chapter **12**

자기파괴 및 자기학대

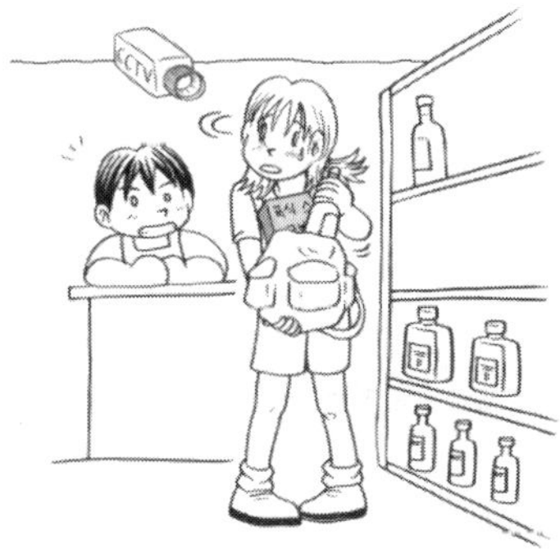

술, 약물 남용, 절도, 과소비는 식이장애 환자에서 흔한 증상입니다. 10장에서 설명한 폭식처럼 이 문제에도 심리적 이유가 많습니다. 이런 행동은 폭식에 대한 죄책감을 무디게 하거나 배고픔의 고통을 잊게 하여 식이장애의 불쾌함에 대한 탈출구가 되기도 합니다. 혹은 다른 문제에 대한 해결책이 되기도 합니다. 예를 들면, 잠들기 어렵거나 긴장이완이 안될 때 술이나 약에 의지하기도 합니다. 또 심심함, 우울, 불안 등 불쾌한 상태를 없애려는 시도로써 사용합니다. 처음엔 단순한 호기심에서 우연히 시작했지만, 지속적인 자기파괴적 행동으로 이어질 수 있다는 것을 이 장에서 볼 사례에서 알 수 있을 겁니다.

음주와 약물탐닉

심한 불안으로 술이나 약물을 복용하는 경우가 많습니다. 특히 자신이 뚱뚱하다고 생각된다면, 어느 정도 술을 마시지 않고서는 사람들 많은 곳에 가기가 어려울지 모릅니다.

규원의 사례

"항상 난 부끄럼을 많이 탔어요. 특히 누군가를 좋아할 때면 긴장해 말을 할 수가 없었어요. 혀가 굳고 땀이 비 오듯 쏟아지고, 무슨 말을 해야 할지 생각할 수 없었어요. 다른 사람은 그럴 때 나를 정말 재미없는 사람이라고 여길 것임에 틀림없지요. 폭식증은 다른 사람과 편해지는 것을 더 어렵게 했어요. 내가 사람들과 기분 좋은 시간을 가질 수 있는 유일한 길은 술을 어느 정도 마셨을 때예요. 대개 외출 전 포도주를 반 병 정도 마셔요. 그러고는 나가 밤새도록 마셔 대지요. 다음 날이면 어떻게 행동했는지 기억하지 못하곤 해요. 당황스러울 때는 다른 사람에게서 내가 당시 굉장히 난폭했었다고 하는 것을 들을 때지요.

외출할 때 항상 술에 취해 있다면 다른 사람은 눈치 챌 것이고 규원의 경우처럼 당신을 좋지 않게 볼 겁니다.

"친구들이 내게 취했을 때의 모습이 불쾌했다고 말해 주었어요. 비틀거리고 우습지도 않은 농담을 하고 남자에게 추근댄다고 해요. 한두 번은 전에 만난 적이 없는 사람, 맨 정신이라면 두 번 다시 보고 싶지 않을 사람과 잠자리를 하기도 했어요."

때로 술과 약물은 '인생은 너무 괴로워. 도저히 견딜 수 없어.' 의 결과입니다. 처한 현실의 고통을 없애기 위해 술을 마십니다. 일단 술이나 약물에 인생을 의존하게 되면 다음의 미영과 유니의 사례처럼 인생은 견디기 힘든 괴로운 것이 될 것이고, 더욱더 나빠지기만 할 겁니다.

미영의 사례

미영은 촉망 받는 무용수였습니다. 그러나 폭식증 때문에 무용학교를 중도 포기했습니다. "내 꿈이 산산조각 났어요. 아무것도 할 줄 아는 게 없었어요. 솔직히 이야기하면 무용 외에는 다른 어느 것도 하고 싶지 않았어요. 무용가가 될 것만 바라보며 몇 년을 무용에 소비했어요. 화가 나 견딜 수 없었어요. 나를 쫓아낸 학교에 너무 화가 났어요. 폭식증을 숨기지 못했던 것에 대해 또 부모와 세상에 대해 화가 났어요. 그때 재호를 만났어요. 그는 술을 좋아했어요. 매일 저녁 우리는 호프집에서 만났지요. 우리 둘 다 직업이 없었어요. 엄마는 재호를 탐탁해하지 않았지만 나는 상관하지 않았어요. 매일 밤 마시고 또 마셨어요. 중단할 수 없었어요. 어느 시점에 나는 재호를 떠나려고 노력했지만 그는 나를 놓아 주지 않았고 화를 내며 나를 때렸어요."

유니의 사례

"매일 대마초를 피웠어요. 피우지 않을 때면 긴장하고 불안해하고 사소한 일에도 걱정하고 매달려요. 난 항상 무언가 걱정거리를 찾아내는 타입이지요. 마음속으로 끝없이 어떤 일을 곱씹어요. 특정 상황에서 내가 한 행동을 후회하고, 대화에서 말해야 될 것과 않아야 될 것을 다시금 후회하는 등 말이에요. 대마초는 이런 모든 것을 막아 줘요. 때로는 대마초를 하는 내가 걱정되기도 해요. 대마초가 에너지를 고갈시켜 의욕도 욕구도 없어져 버렸어요."

암페타민 같은 일부 약물은 살을 빼는 데 도움을 줍니다만 그 대가가 너무 큽니다. "암페타민을 복용하자 중독이 심해져 잠을 잘 수가 없었어요. 성격이 변하고 의심이 많아졌어요." 단기에 체중 감량을 보장한다는 곳에서 구할 수 있는 많은 약물은 이런 유형입니다. 이런 약물은 부작용이 효과보다 훨씬 크기 때문에 옳은 의사라면 처방하지 않습니다.

엑스터시

엑스터시는 서양을 중심으로 잘 알려진 향정신성 약물입니다. 혹자는 이를 해로운 결과가 없다고 선전하나 결코 사실이 아닙니다. 『란셋(*Lancet*)』이라는 의학학술지에 발표된 연구에서 간 기능 손상부터 급사에 이르는 치명적 부작용이 알려졌습니다.

흡연, 카페인, 인공감미료

잠깐! 마약류를 복용하지 않는다고 다음을 빠뜨리고 지나치지 마십시오. 담배는 어떻습니까? 카페인과 인공 감미료는 어떤가요? 종종 우리는 카페인이 얼마나 강력한 습관성 약물인지를 잊어버립니다. 카페인은 불안, 공황, 떨림 등을 초래할 수 있습니다. 과용할 경우 수면과 순조로운 생각의 장애가 초래됩니다. 집중하기 어렵고 남을 의심하게 됩니다. 다음에 나올 알코올에 관한 질문을 알코올 대신 복용 중인 특정 약물로 바꾸어 질문해 보세요. 3개 이상의 대답이 '예' 라면, 그 약물에 중독되어 갈 가능성이 높습니다.

음주 걱정

식이장애가 있다면 여러 이유로 술이나 약물에 중독될 위험이 매우 높습니다. 식이장애 여성의 가족에서 술이나 약물 문제가 흔한 것이 여러 연구를 통해 밝혀지고 있습니다. 무엇 때문에 세대에 걸쳐 중독 문제가 계속되는지에 관한 정확한 기전은 규명 중 입니다. 유전적 취약함이 전달되는 것일 수 있으며, 폭음이 가족 내 문제 해결 방식이라면 당신도 그 방식을 배우면서 성장했을 수 있습니다. 술의 유혹에 잘 걸려들게 만드는 중요한 신체적 이유 중 하나는 식사 제한입니다. 술이 당신이 허용하는 유일한 에너지원이라는 것을 몸은 재빨리 배울 것입니다. 이것이 술에 대한 갈망을 크게 합니다.

알코올음료에는 칼로리만 있고 건강에 필요한 미네랄, 비타민 같은 성분은 들어있지 않습니다. 더구나 술을 중화시키기 위해 몸은 체내에 저장된 비타민을 모두 사용해 버립니다. 그러므로 술을 먹으면 비타민이 결핍될 가능성이 높아집니다. 비타민 결핍은 뇌 손상을 초래할 수 있습니다. 특히 기억력 장애를 유발합니다.

적정 음주량은

알코올의 양을 계산하려면 마시는 단위를 세는 것이 가장 좋은 방법입니다.

1단위(알코올) = 맥주 반 파인트(서양 맥주잔)

= 양주 한 잔

= 와인 한 잔

= 셰리 작은 한 잔

= 베트무트주 또는 아페리티프 한 잔

집에서 마시는 한 잔은 호프나 식당에서의 한 잔보다 대개 더 많습니다. 그러므로 단위를 계산할 때 이걸 염두에 두어야 합니다. 일기에 1주일 동안 마시는 양을 매일 기록해 보세요. 여성은 1주일에 14단위까지, 남성은 21단위까지는 건강에 해롭지 않다고 주장하는 사람도 있습니다. 그렇지만 앞서 기술한 이유로 영양학적으로 불균형에 있는 식이장애 여성에서 어느 정도가 안전한지 확신할 수 없습니다. 당신이 남의 두 배는 마시고 취할 때까지 마시는 습관이라면, 식이장애가 아니더라도 술이 해로울 위험은 커집니다. 1주일에 22단위 이상(남자는 36단위) 마신다면 건강을 해칠 가능성이 높습니다. 특히 간과 위가 술의 영향을 받습니다. 집중력이 떨어지고 개인적, 사회적 문제가 커질 겁니다. 법적, 재정적 문제나 직장이나 가정에서 문제가 초래되고, 성 생활에도 어려움이 생깁니다.

가능한 한 정직하게 다음 질문에 답하세요.

- 자주 술을 많이 마십니까? 술을 줄여야만 한다고 생각할 때가 자주 있나요?
- 술로 인해 문제가 생기고 술 마신 것에 죄책감을 갖나요?
- 주위사람이 당신이 술 마시는 것을 싫어하거나 비난한 적이

있습니까?

- 손떨림을 진정시키기 위해서 혹은 숙취를 없애기 위한 해장술을 마신 적이 있습니까?

이상의 질문에 하나 이상이 '예' 라면 계속하세요.

- 술을 마시게 되면 결국은 계획보다 더 많이 마시게 되는 경우가 자주 있나요?
- 술을 줄이거나 끊으려고 종종 시도하나요?
- 취한 상태나 숙취 상태로 많은 시간을 지냅니까?
- 취한 상태로 위험한 일(예, 운전)을 한 적이 있습니까?
- 취미활동이나 친구나 가족과 시간을 보내는 대신 혼자 술을 마시는 일이 자주 있습니까?
- 술로 인해 대인관계에서 문제가 야기됩니까?
- 술로 인해 심리적, 신체적으로 중요한 문제들이 발생합니까?
- 전보다 취하기 위해 더 많이 마셔야 합니까?
- 술을 먹지 않았을 때 손이나 몸이 떨린 적이 있습니까?

3개 이상에서 확실히 예라면 알코올 중독이 되어 가고 있는 것입니다. 술을 계속 마시는 한 식이장애에서 회복되기는 어려울 것입니다. 알코올 중독 치료기관이나 정신과에서 가능한 도움을 받을 수 있을 겁니다.

음주 중단하기

지금까지 읽은 것에 근거해서 당신에게 알코올 문제가 있다고 생각한다면 술을 줄이거나 금주해야 합니다. 점점 술을 마시지 않는 것을 사회적으로 받아들이는 추세입니다. 비슷한 예로 흡연을 생각해 보세요. 10년 전에는 공공장소에서의 흡열을 싫어하는 사람을 이상하거나 우습게 생각했습니다. 지금은 직접, 간접 흡연의 해에 대한 지식이 증가하면서 비난받는 쪽은 흡연가입니다. 이렇게 된 데에는 공공캠페인뿐만 아니라 많은 사람이 개인적으로 흡연자의 폭군적인 행동에 용감히 맞선 결과입니다.

다른 사람이 당신에게 술을 강요한다면 용감하게 맞설 수 있습니까? "분위기 깨지 말고 잔을 받는 게 어때?"라며 당신에게 술을 먹이려고 작정한 사람한테 저항하는 것은 어려울 수 있습니다. 그러나 함께 술을 마시고 많이 마셔야만 친구로서 받아들인다면 그들과 함께 시간을 보낼 가치가 있습니까?

술 줄여서 먹기

- 조금씩 홀짝 홀짝 마시세요. 한 잔을 비우는 데 몇 번을 홀짝거리는지를 세고 다음 잔에서 그 숫자를 계속 늘려 가세요.
- 마시는 동안에 술잔에서 다른 데로 관심을 돌릴 만한 즐거운 것을 해 보세요(예, 음악을 듣거나, 대화하거나, 낱말 맞추기를 해 보는 등).
- 항상 마시는 좋아하는 술 말고 새로운 종류로 바꾸세요. 술의 종류를 바꾸는 것은 오랜 습관을 깨고 마시는 양을 줄이는 데

도움이 됩니다.

- 좀 더 천천히 마시고 맛에 집중하세요. 즐기세요.
- 천천히 마시는 사람을 따라 마시세요. 그 사람이 잔을 잡을 때까지 잔에 손대지 말고 똑같이 행동하세요.
- 한 모금 마신 후에는 잔을 내려놓으세요. 잔을 잡고 있다면 더 많이 마시게 됩니다. 술잔을 입으로 가져가는 대신 술잔에서 손을 떼고 다른 것을 하세요.
- 양주에 비알코올성 음료를 가득 타서 마시세요.
- 될 수 있으면 당신이 마실 술값은 직접 지불하세요. 돌아가면서 계속 술을 사야 한다면 당신의 차례가 왔을 때에는 당신의 술은 사지 말거나 비알코올성 음료를 주문하세요.
- 적어도 1주일에 1일, 더 좋은 방법은 2일, 3일, 4일 정도는 술을 마시지 않는 쉬는 날로 정하세요. 다른 즐길 거리나 스트레스 해소방법을 찾으세요.
- 초저녁부터 마시지 말고 평소보다 늦게 시작하세요. 예를 들면, 술집에 늦게 가세요.
- 술을 거절하는 것을 배우세요. 마시지 않겠다고 말하는 것을 역할 놀이 해 보세요. 이것이 당신이 배워야 할 가장 중요한 자기 주장 기술입니다. 예를 들면, '감사합니다만 술 줄였습니다.' 또는 '속이 안 좋아서 오늘은 못 마시겠습니다.'

또한 술은 자제력을 잃게 하여 폭식 가능성을 높임을 기억하세요.

절 도

절도 중에 잡힐 위험이 적다 할지라도 냉정한 사실은 어느 시점에서는 반드시 잡힌다는 것입니다. 왜 총명하고 양심적인 식이장애 환자가 대중 앞에서 창피당할 위험성이 많고, 전과 기록을 남기며 심하면 감옥에까지 갈 위험이 큰 훔치는 행동을 할까요?

여러 이유가 있습니다. 폭식하고 싶은 강한 욕구가 있을 때나 폭식할 음식을 살 돈이 없을 때 음식을 훔치는 사람도 있고, 필요하지도 않고 좋아하지도 않는 옷이나 물건을 훔치기도 합니다. 대개는 왜 그런 행동을 하는지 스스로 알지 못합니다. 비이성적인 것처럼 보이는 이런 행동의 정확한 원인은 잘 모릅니다. 기아 상태가 그런 행동과 관련이 있는 것으로 생각됩니다. 예를 들면, 동물을 굶기면 그들은 무언가를 모아 두는 행동을 보입니다. 1950년대 미국에서의 행해진 기아상태에 대한 유명한 실험에 따르면 실험을 위해 일부러 굶긴 남자들은 온갖 종류의 물건을 모아서 쌓아 두었습니다.

절도는 전율감을 느끼게 하여 권태나 우울을 극복하는 수단이 되기도 합니다. 이런 흥분은 중독성이 있어서 점차 과감한 행동을 하게 만들 수 있습니다.

리아의 사례

"지난 5년간 반복해서 절도를 해 왔어요. 폭식증이 시작된 후로는 훨씬 심해졌고요. 어린 시절 나는 불행했고 종종 사탕을 훔쳤습니다. 지금은 화장품이나 귀걸이를 훔쳐요. 폭식하는 기간에 훔치는 경향이 있어요. 식사를 잘 조절하고 있다고 느낄 때는 훔치지 않아요. 절도행동은 자극적이고 흥분이 되면서도 두려워요."

시간이 지나면서 점점 더 깊숙이 빠져들게 되고 잡히지 않을 것이라 생각하지만 결국엔 대부분 잡히고 맙니다.

은이의 사례

은이는 폭식증이 시작된 몇 년 후부터 가게에서 훔치기 시작했습니다. 옷이나 음식, 화장품, 접시 등에 손댔습니다. 훔친 물건은 쓰지 않고 모아 두었습니다. "아직도 나는 내가 왜 그랬는지를 모르겠어요. 그땐 해야만 했어요. 강박관념 같았지요. 그 행동은 내가 스스로를 조정하고 있다고 느끼게 해 줬어요. 상당히 위험하게 행동할 때도 있었어요. 자동 감시카메라가 장치된 가게에도 들어갔어요. 아마 무의식적으로는 잡히길 기다렸는지도 몰라요." 은이는 정기적으로 훔치기 시작한 지 2년 후에 잡혔습니다. 그녀는 자신이 했던 행동을 숨기려 하지 않았습니다. 경찰은 그녀가 모아 둔 훔친 물건을 발견했고 그녀는 몇 달간의 징역을 선고받고 복역해야 했습니다. "감옥이 최악은 아니었어요. 훨씬 더 나빴던 것은 그런 행동을 한 것이 모두에게 알려졌다는 것이었어요. 그 전에는 내 폭식증에 대해 누구에게도 이야기하지 않았었어요."

낭비벽

낭비벽도 우울감, 공허감, 권태로움을 극복하기 위한 또 다른 자기 파괴적인 방법입니다. 법적인 말썽을 일으키지는 않을지라도 자신에게는 문제를 초래합니다. 폭식증 여성은 강박적인 소비에 의해 수천만 원의 카드빚을 질 정도의 절망적인 재정 상태에 빠지는 경우도 있습니다. 빚을 갚지 못하면 점점 더 깊은 수렁에 빠지게 되어 개인파산이 일어날 수 있습니다.

애정의 사례

애정은 생활보호 대상자로 혼자 아이를 키우고 있습니다. "최근 들어 매우 지치고 우울해요. 즐거운 게 없고 흥미로운 것도 전혀 없어요." TV 홈쇼핑 광고를 보게 되었고 진공청소기, 믹서, 다른 주방 용구를 포함한 여러 가지를 주문하기 시작했습니다. 아주 잠시 동안은 무엇인가를 달성한 것처럼 기분이 나아졌습니다. 그렇지만 그 기분은 오래가지 않았습니다. 모두 합쳐 500만 원이 넘었고, 물건이 도착했을 때는 내용물이 든 상자를 뚫어 보지도 않았습니다. 물건들은 손도 대지 않은 채로 몇 주째 베란다에 놓여 있습니다.

대개 낭비벽에 사로잡히면 정작 자신을 위해 하고 싶은 것, 즉 휴가를 간다든지, 집을 큰 집으로 옮긴다든지, 무언가를 배우는 것 등은 하지 못하게 되어 버립니다.

재연의 사례

재연은 부모와 살고 있으며 비서로 근무합니다. 은행에 1,000만 원, 부모에게 300만 원의 빚을 지고 있습니다. "이젠 아무것도 못 사게 되었어요. 빚을 갚으려면 오래 걸릴 거예요. 분가하고 싶지만 할 수가 없어요. 현재 같은 재정 상태라면 방세를 낼 수 없어요. 번 돈은 대부분 옷 사는 데 써요. 자주 입지도 않고, 어떤 것은 한 번도 입지 않은 옷도 있어요. 필사적으로 완벽하게 마음에 드는 것을 찾는 것 같아요.

물건 훔치기나 과소비에 해당되나요

- 당신이 어떤 유형에 속하나요?
- 낭비하거나 훔치게 되는 상황을(2장에서처럼 ABC기법을 써서) 일기에 적어 보세요.
  - 그 당시 어떻게 느끼나요?
  - 그 후에는 어떻게 느끼나요?
  - 그런 행동을 중단하면 어떻게 될까요?
  - 자신에게 다른 보상, 즐거움 또는 재미를 주게 될 기회를 주면 어떨까요?
  - 재미있는 일이나 행한 후에 기분이 좋아지는 다른 일은 어떤 것입니까?
- 당신의 문제가 절도라면 더 이상 그러지 않기 위해서는 최악의 상황을 상상하는 것이 도움이 됩니다. 은이의 경우엔 악몽이 사실이 되었습니다. 최악의 상태에 대한 대본을 쓰고, 훔치고 싶은 충동이 일어날 때마다 그 상황을 상상하세요.
- 당신의 문제가 낭비벽이라면, 빚을 조금씩이라도 갚는 것부터 시작해야만 합니다. 흔히 카드 사용 내역서를 서랍에 감추어 두지만 그렇게 한다고 해서 실질적으로 도움되는 것은 없습니다.

은행 직원은 이런 문제를 다루는 데 익숙하고 실질적인 해결책을 제시할 수 있을 것입니다. 이 문제를 상의할 믿을 만한 친구나 가족이 있습니까? 그들이 당신의 신용카드를 관리하여 당신이 자제할 수 있게 도움을 줄 수 있습니까? 그들이 당신이 지출 계획을 세우는 것을 도울 수 있습니까?

더 읽을거리

Curran, V., & Golombok, S. (1985). *Bottling it up.* London: Faber and Faber.

Chick, J., & Chick, J. (1984). *Drinking problems: Information and advice for the individual, Family and friends.* Edinburgh: Churchill Livingstone.

MIller, W. R., & Munoz, R. F. (1983). *How to control your drinking.* London: Sheldon Press.

Tyrer, P. (1986). *How to stop taking tranquillisers.* London: Sheldon Press.

chapter **13**

인간관계: 부모, 부부, 연인, 자녀, 친구

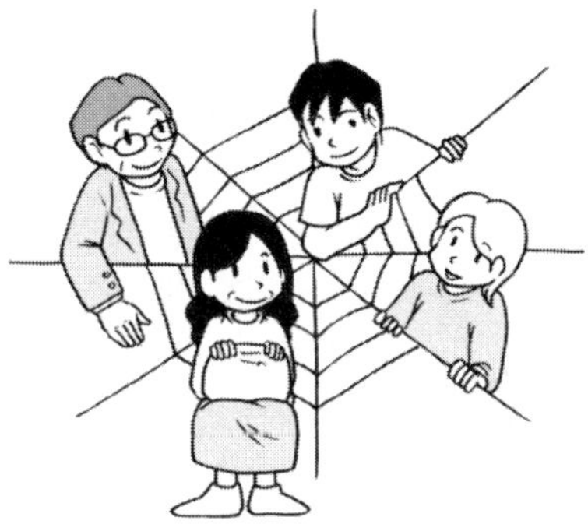

가 정

식이장애는 함께 사는 가족에게도 어려움을 줍니다. 당신의 가족은 텅 빈 냉장고를 발견하거나, 밥을 안 먹겠다고 하는 당신 때문에 화가 날 것입니다. 부모님은 자신들의 잘못으로 식이장애가 생겼다며 죄책감을 느끼거나 자책할는지 모릅니다. 가족은 당신을 먹이려고 애를 쓰거나 특별한 다이어트 식품을 사서 도와주려 하는 것과, 당장 그 바보같은 행동을 고치라고 화를 내는 양극단을 왔다 갔다 할 것입니다.

가족이 당신을 이해하지 못한다거나 어린애 취급한다거나 마음을 바꿔 놓으려 한다고 느낄 것입니다. 또 가족의 마음을 아프게 한 것 때문에 당신도 속상할 것입니다. 식이장애를 겪고 있을 때 다른 사람과 어울려 사는 것은 어렵습니다. 그러나 식이장애가 있는 사람과 함께 사는 것도 똑같이 어렵습니다.

은혜의 사례

은혜는 수년간 폭식증으로 고생했습니다. 부모도 그 사실을 알고 있었고, 특히 엄마는 식이장애에 관한 책이라면 닥치는 대로 읽었습니다. 은혜는 얼마간 자취하다가 경제적인 어려움 때문에 다시 집으로 들어왔습니다. "엄마는 조심스럽게 나를 관찰했습니다. 식이장애에 대해서는 언급하지 않았습니다. 엄마는 나를 어린아이처럼 다루었습니다. 엄마가 남자친구에게 나와의 관계에 문제가 생기면 언제든지 자신에게 알리라고 했다는 것을 알게 되었습니다. 남자 친구에게서 그 이야기를 들었을 때 정말 화가 났습니다. 내가 장애자인가? 엄마에게 직접 이야기할 수도 없을 만큼 허약한가? 엄마가 내 문제를 창피하게 생각해 직접 나와 이야기할 수 없는 것 아닌가라는 생각이 들었습니다."

부모와의 관계 개선

- 식이문제를 부모님께 말한 적이 없다면 그렇게 할지에 대해 심각히 고려하세요. 식이문제를 알릴 경우 얻는 것과 잃는 것은 무엇인가요? 대개 부모는 자녀의 습관에 문제가 있다고 어렴풋하게라도 느끼므로, 부모님에게 이야기하는 것은 서로에게 큰 힘이 될 것입니다.
- 이미 부모님에게 이야기했으나 달라진 게 없다면, 그들이 당신을 이해하고 돕기 위해 식이장애에 대한 지식이 좀 더 필요할는

지 모릅니다. 부모님이 이 책을 읽도록 할 수 있습니까? 식이장애 전문 클리닉에서 열리는 가족모임에 참석하도록 제안하는 건 어떨까요?

- 부모님이 어떻게 당신을 도울 수 있는지를 구체적이고 직접적으로 적어 보세요. 긍정적인 제안이 부정적인 것보다 효과가 낫습니다. "아빠는 나를 이해하지 못해요." "엄마 때문에 이렇게 되었어요."라고 하지 마세요. 저녁때 부모님과 같이 식사할 수 있다면 도움이 될 겁니다. "하루에 한 번이라도 아빠, 엄마와 식사를 하게 되면 좋아지는 데 큰 도움이 될 거예요."라고 하세요.
- 부모도 사람이기에 잘못할 수도 있다는 것을 기억하세요. 식이문제의 어려움에 대해 부모가 먼저 알아서 해 줄 거라고 기대하지 마세요. 부모라고 해서 당신의 마음을 읽을 수는 없습니다. 먼저 터놓고 상의하세요.
- 상황이 나쁘다면 집을 나가는 것도 고려해야 할지 모릅니다. 당신이 하지 말 것은 한 집에서 감정적으로 심하게 부딪히며 사는 것이 힘들면서도 그것을 해결하고자 아무것도 하지 않는 것입니다.

보영의 사례

보영은 20세 대학생으로 4남매 중 막내입니다. 아버지는 목사였습니다. 보영은 공부를 잘했고 피아노에도 타고난 재능이 있었기 때문에 부모님의 귀염을 받아 왔습니다. 17세에 거식증이 생기고 거의 죽을 지경일 때 부모님의 비난을 받아 마땅한 참담한 심정이었습니다. 거식증 후에 생긴 폭식 증상을 이해하거나 참는 것은 부모님에게는 더 어려운 일이었습니다. 모두 잠든 밤에 보영이 냉장고를 뒤지는 것은 가족에게 식탐으로 보였습니다. "매일 엄마와 소리 지르며 싸웠어요. 전에 우리는 대화로써 문제를 해결하는 평화로운 가족이었어요." 보영은 폭식증으로 인해 부모님과의 관계가 깨져감을 알았습니다. 작은 원룸을 얻어 독립했습니다. "따로 살게 되면서 부모님과의 대화가 개선되기 시작했어요. 아버지는 내가 집수리하는 것을 도와주셨어요. 나는 시장을 얼마나 봐야 하는지 몰랐기 때문에 엄마는 1주일에 한 번씩 저와 장보러 가기로 했어요. 점차 부모님과의 상처가 아물기 시작했어요. 매주 집에 가서 부모님을 만나요. 일요일 저녁에 원룸으로 다시 돌아올 때면 외롭고 슬프지만, 당시 우리 가족을 위한 다른 해결책이 없었다고 생각해요."

한 집에 사는 것의 장점과 단점을 대차대조표로 작성해 보세요.

- 집을 나가야겠다는 생각이 든다면, 조심스럽게 대안을 생각해 보세요. 혼자 사는 것은 상태를 악화시킬 수도 있습니다. 방을 함께 쓸 친구가 있습니까?

친 구

거식증 환자는 인간관계에 불신을 가지고 있는 경우가 많습니다. 그러다 보니 실망하고 후회하는 잘못된 관계로 발전하기도 합니다. 그러면서도 자신을 이해하고 받아들여 주는 사람과 좋은 관계를 갖고 싶다는 동경이 있습니다. 특히 전에 사람에게 실망한 적이 있다면, 식이장애는 사람을 신뢰하는 걸 더욱 어렵게 만들 것입니다. 자신부터 먼저 믿을 만하고 신뢰를 받을 만한 사람이 되는 것이 어렵다는 것을 알게 될 수도 있습니다. 친구를 만나면 무언가를 먹게 될까 봐 약속을 취소하는 경우도 있습니다. 식사나 회식에 가는 것이 너무나 두려워 참석 자체를 포기할 수도 있습니다. 당신이 힘들어하는 이유를 모르는 친구와 만나는 것은 무의미하다고 생각할 정도로 세상에서 동떨어져 있을 수도 있습니다. 몇 차례 빠지게 되면 그 다음엔 더 어색해져서 다음 모임에도 빠지게 될 것입니다. 점점 더 고립되는 것입니다. 친구가 당신의 식이장애를 모른다면 당신의 무책임한 태도에 질려 버려, 당신을 이해하기 어렵다고 한 것은 자명합니다.

상황을 개선시키는 한 방법은 친구에게 문제에 관해 말하는 것입니다.

친구의 도움

친구는 부모보다 이야기하기 쉬울 때가 많습니다. 이야기하기 전에 친구가 어떻게 반응할까 생각해 보세요.

- '내가 솔직히 털어놓는다면 그 애들은 나를 멀리하고, 나를 좋아하지 않을 거야.' 라는 생각이 든다면, 그 생각이 사실인지를 스스로에게 물어보세요. 당신의 두려움 때문일 가능성이 크지 않습니까? 친구가 긍정적으로 반응하지 않을 것이 확실하다면 그와 친구할 가치가 있는지를 고려해야만 할지 모릅니다.

• 대답이 '동정적이긴 하나 이해하지는 못할 것이다.' 라면 당신의 어려움에 관해 제대로 알려 줄 필요가 있을 것입니다. 이 책을 읽어 보라고 주는 것도 좋습니다.
• '친한 친구가 나를 식이장애 때문에 나쁘게 생각하지는 않겠지만, 아직은 친구에게 털어놓을 수 없다.' 면 왜 자신 있게 이야기하는 것이 어려운지를 생각해 봐야 합니다. 무엇을 잃을까 두려운가요? 회복의 과정에는 혼자 문제를 고민하지 말고 속 시원하게 털어 버리고, 다른 사람이 듣고 도와줄 수 있게 하는 것도 포함됩니다. 친구에게 문제를 솔직히 말하기 어렵다면, 치료에 대한 동기가 굳건하지 않다는 것을 의미하기 때문에 동기 변화가 먼저입니다.

오래전에 식이장애에 관해 친구에게 이야기했으나, 이로 인해 지금까지도 친구와의 관계에 영향을 받고 있다면 다음에 관해 자신에게 물어보아야만 합니다.

• 당신은 우정을 지속시키고자 노력을 하나요, 아니면 누군가가 먼저 전화하기를 항상 기다립니까? 누군가와 처음 사귀는 것은 두려운 일입니다. '다른 사람을 필요로 하는 것으로 보이고 싶지 않아.' 라고 생각할 수 있습니다. 당신을 불쌍히 여겨 친구들이 만나 주는 것이라 생각할 수 있습니다. 우리 모두는 독불장군으로 사는 것이 아니라 다른 사람에게 의지한다는 걸 기억하세요. 다른 사람이 필요하고, 친구를 원함을 인정하는 것은 나약함이 아니라 진정한 힘이고 용기입니다. 다른 사람에게서 전화가 오

면 어떻게 느낍니까? 당신과 함께하길 원하니 그 사람이 나약한 사람이란 생각부터 듭니까? 그건 확실히 아니지요.

친구 사귀기

이미 친구를 상당수 잃어버렸거나 점차 친구와 멀어지게 되었을지 모릅니다. 다시 불을 붙일 수 있는 오래된 우정이 없다면, 새로 친구를 사귀는 것이 필요합니다. 다음은 새로운 만남을 시작하는 데 도움 될 지침입니다.

- 처음부터 너무 기대를 하지 않는 것이 낫습니다. 몇 주 내에 깊은 우정을 쌓지는 못할 겁니다. 그렇지만 좋은 감정을 느끼는 사람들과 주기적인 만남을 가질 수는 있습니다. 혼자 집에서 괴로워하는 것보다는 그 편이 백 배 낫습니다.
- 너무 고르지 마세요. 최고의 친구가 될 것이라고 생각되지 않더라도 나가서 만나세요. 첫째는 당신의 선입관이 틀렸을지 모르고, 둘째 그들이 다른 친구를 소개할 수도 있습니다.
- 거절을 예상하세요. 사람들에게 당신과 무언가를 함께하자고 여러 번 요청한 후에야 긍정적인 결실이 생김을 알게 될 것입니다. 이것은 몇 번의 실망을 의미하며, '누구도 나를 좋아하질 않아.' 라는 생각을 느끼게 할 수 있습니다. 함께 시간을 보낼 수 없는 데는 여러 가지 이유가 있음을 명심하세요. 그 대부분은 당신과 상관없는 이유일 겁니다. 바쁘거나 피곤하거나, 다른 약속이 있거나, 다음 날 시험이 있기 때문에 상대의 요청을 거절

해야 할 경우도 있습니다. 대부분의 사람은 요구에 응할 수 없는 경우라도 함께 외출하자는 요청을 좋아합니다.

- 사람을 만나려고 강좌에 참가한다면, 어떤 강좌는 수업시간 외에는 사람들을 만나기 어려울 수 있습니다. 한편, 강습에 따라 서로를 잘 알게 될 가능성이 높은 것도 있습니다. 예를 들어, 토플 준비반보다는 꽃꽂이 반에서 잡담이나 대화하기가 훨씬 쉽습니다.

다음은 사람을 만날 수 있는 기회의 목록입니다. 가능성이 있는 것을 추가해 보세요.

- 구민회관 강좌
- 스포츠클럽
- NGO (환경단체, 엠네스티, 그린피스 등)
- 교회활동
- 차 한 잔하자고 이웃을 초대하기
- 직장 동료 초대하기

성관계

많은 사람에게 성적인 관계는 예민한 부분입니다. 아마 당신은 서로 사랑하지 않는 부모를 보며 컸을지도 모릅니다. 어린 시절 성 학대를 받았거나, 성인이 된 후 불쾌한 성적 경험이 있을 수 있습니다. 이런 경험은 성적인 관계에 대해 경계하는 태도를 만듭니다. 또는 자신이 소중한 사람이 아니라고 느끼게 하고, 그 결과 사랑 없는 파괴적인 성관계로 빠져들어 결국 자존심에 더 손상을 초래할 수 있습니다. 당신이 어느 유형이건 간에 그러한 태도를 바꾸는 데에는 시간이 필요합니다.

육체적인 관계에 대한 두려움

육체적인 관계가 당신을 두렵게 만들지 모릅니다.누군가와 친밀해지는 것에 관한 일반적 두려움일 수도 있고, 자신의 몸을 나쁘게 느껴 남이 자신을 만지는 것을 참을 수 없어서 일 수 있습니다. 혹은 성을 터부시하는 가족에서 자랐거나 학대받은 경험 때문일 수 있습니다.

시연의 사례

시연은 19세에 식이장애가 생긴 29세 된 선생님입니다. 시연은 지금까지 남자친구를 사귄 적이 없는데, 연애를 해 보지 못한 것을 후회하고 있습니다. "남자와 가까워진다는 것을 견딜 수가 없었어요. 동시에 절망적인 외로움을 느꼈지요." 남자 같은 여자와 어울렸으며 그중 한 사람과 자취하였습니다. 룸메이트는 가장 가까운 친구였고 식이장애를 극복하는 데 많은 도움을 주었습니다. 그녀의 우정이 치료의 과정에 힘과 위로가 되었으나, 회복된 후 돌이켜 생각하니 친구와의 관계는 한계가 있고, 그로 인해 이성을 만날 기회가 없어진다는 것을 알게 되었습니다. 시연은 이사하기 두려워했으나 결국 그렇게 하는 것이 상황을 바꾸는 유일한 기회라고 결정했습니다.

육체적인 접촉이 두렵다면 다음과 같이 해 보세요.

- 시연처럼 남자를 만날 기회를 포기하고 숨어버린 건 아닌지 자신에게 물어보세요. 그러한 두려움을 극복하길 원한다면 당신의 생활 방식을 바꿔야 할 수도 있습니다.
- 성에 대한 두려움이 무지로 인한 것이라면, 올바른 지식을 갖기 위해 교육을 받아야 합니다.
- 파트너가 있다면 당신이 성에 대해서 어떻게 느끼는지를 그와 솔직하게 상의해 보세요.

잘못된 만남

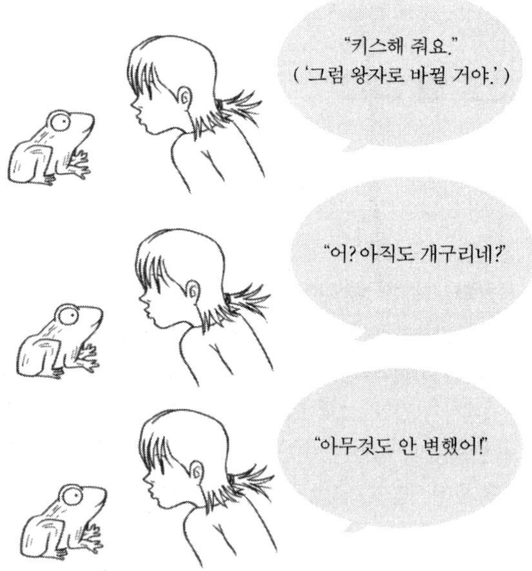
"키스해 줘요."
('그럼 왕자로 바뀔 거야.')
"어? 아직도 개구리네?"
"아무것도 안 변했어!"

반복해서 잘못된 파트너—처음엔 호감이 가고 끌렸으나, 항상 파괴적 관계로 끝나는—를 만날 수도 있습니다.

수영의 사례

수영은 치장에 관심이 많아서 유명 브랜드 옷과 화장품에 돈을 모두 소비했습니다. "남자들은 나를 단지 섹시한 여자로만 봐요." 그녀가 사귄 많은 남자 친구는 대게 잘생긴 호남이었습니다. "남자 친구와 나이트클럽에 가면 사람들은 우리를 돌아보고 부러운 듯이 쳐다보곤 해요. 나는 우쭐해지고 그간 투자한 가치가 있다고 생각해요." 남자 친구들은 수영을 차지하려고 서로 간에 질투하기도 했습니다. 처음에는 이런 걸 즐겼으나 점차 이런 일이 짜증나고 무섭다는 것을 알게 되었습니다. 한 명은 질투심에 그녀를 때렸고 다른 한 명은 나이트클럽에서 난동을 부려서 쫓겨나기도 했습니다. "왜 나는 늘 같은 유형의 남자에게 호감을 가질까 하고 종종 자신에게 물어봐요. 아직도 모르겠어요. 좋은 사람이라도 외모가 멋있지 않으면 끌리지 않아요."

당신이 원하는 것을 갖춘 사람을 찾고 있지만, 소중한 가치에 대한 생각이 서로 같지 않다면 두 사람의 관계는 잘못된 방향으로 갈 수 있습니다.

잘못된 만남이 반복된다면 자신에게 물어보세요.

- 그런 유형의 남자에게 끌리는 이유가 무엇인가요?
- 그 남자를 선택하고 나서 어떤 느낌이나 생각이 드나요?
- 당신의 부족한 면을 가진 사람에게 끌리나요?

당신의 유형을 바꾸는 건 어려울 겁니다. 그렇지만 변화를 위한 첫걸음은 문제를 인식하고 인정하는 것임을 기억하세요.

난잡한 성관계

잠시 잘못 판단하여 여러 사람과 성적인 관계를 경험하는 경우가 있습니다. 이런 행동이 오랜 기간 지속된다면 문제가 될 수 있습니다.

희주의 사례

희주는 26세의 안내 도우미입니다. 한 사람만을 꾸준히 사귀어 본 적이 없습니다. 10대 이래 여러 사람과 짧게 사귀었습니다. 그러나 어느 경우도 서너 달을 넘기지 못했습니다. 우연히 만나 단 하룻밤 같이 지낸 것도 몇 차례였습니다. "관계를 시작하는 것은 쉽고 처음에는 그 사람에게 빠져 버려요. 하지만 그 감정은 빨리 변해 버려요. 곧 권태로워지고 다른 사람을 찾게 돼요. 술에 취해서 단 하룻밤 관계를 가진 적도 있어요. 후회하고 잊고 싶은 경험이에요."

미연의 사례

미연은 30세고 아버지는 어려서 어머니와 헤어졌기 때문에 만나 본 적이 없으며, 어머니는 알코올 중독자였습니다. 어려서 잠시 외갓집에서 자랐는데 동네에서 놀림감이었습니다. 12세 때 나이 많은 동네 남자아이들에게 강간을 당했고 너무나 두려워서 이 사실을 아무에게도 말하지 못했습니다. 19세에 술집종업원이 되었고 지금은 무직이고 두 아이와 살고 있습니다. 피임법을 사용해 본 경험이 없는 그녀는 모두 12회의 임신에 5회의 사산과 5회의 유산 경험이 있습니다.

카사노바처럼 파트너를 자주 바꾼다면, 왜 그러는지를 스스로에게 물어보세요.

- 그렇게 하면 스릴을 느낍니까? 금지된 것, 위험한 것을 할 때처럼 전율이 느껴집니까? 그렇게 하는 것 외에 삶에서 자극이나 흥분을 줄 수 있는 것은 없습니까?
- 난잡한 성행위는 자신을 하찮게 평가한 결과일 수 있습니다. 자신이 아무것도 아니라고 생각하여 자포자기의 관계로 자신을 던져 버립니까? 아니면 여러 사람에게 관심과 사랑을 받을 만한 괜찮은 사람이라고 느끼기 위해서입니까? 그렇게 할 경우 장기적으로는 자신에 관해 더 형편없고 부정적으로 느끼게 됩니다.
- 성적인 관계로 갈 때 대개 술에 취해 있습니까? 왜 그렇게 하는 건가요?
- 다른 사람의 마음에 들고자 섹스를 이용합니까? 이것이 누군가의 사랑을 얻는 유일한 방법입니까?

난잡한 성행위의 이유가 무엇이건 간에 당신을 임신이나 성병에서 반드시 보호해야만 합니다.

자 녀

거식증에서는 단식 때문에 생리가 중단됩니다. 그러므로 많은 식이장애 여성은 아기를 가질 수 있을지, 임신하게 되면 어떨지, 태아에게 해가 되는지를 걱정합니다. 이 주제에 관해 가장 많이 하는 질문에 대해 생각해 보겠습니다.

임신할 수 있을까요

거식증 여성의 체중 회복 후 임신능력 대해서는 거의 연구된 바가 없습니다. 다만 식이장애를 앓고 있고, 월경이 불규칙하거나 무월경인 경우라도 임신이 되기도 한다고 알려져 있습니다.

태아에게 해가 되지 않을까요

- 임신 중에 식이장애를 극복해서 건강한 체중을 유지하고, 정상적 식습관을 갖는다면 걱정하지 않아도 됩니다.
- 임신 중에도 굶거나 다이어트를 한다면 아기는 미숙아나 저체중이 될 위험이 있습니다. 미숙아나 저체중 아기는 병에 대한 저항력이 떨어질 것입니다. 구토나 변비약 남용이 태아에게 어떤 영향을 주는지는 정확하게 밝혀지지 않았습니다.

임신 중에 식이장애는 어떻게 될까요

임신한 식이장애 환자는 태아에게 해를 주질 않겠다는 소망이 강하기 때문에 많은 경우 임신한 동안은 증상을 통제할 수 있습니다. 하지만 출산 후에는 원 상태로 돌아가는 경우가 많습니다. 임신을 계획하고 있다면 먼저 식이장애를 해결하기 위해 노력하는 게 최선입니다.

장미의 사례

장미는 폭식할 때마다 100알 정도의 변비약을 먹었습니다. 약의 효과는 컸습니다. 통증과 설사로 고통받았습니다. 결혼 후 임신이 되었고 아이를 낳기로 결정했습니다. 임신 사실을 알게 되자 변비약 사용을 그만두어야만 한다는 것을 알았습니다. 임신 중 한 번 과식했을 때 신중히 생각할 겨를 없이 순간적으로 약간의 변비약을 복용했습니다. 아기에게 해가 가지 않았을까 너무 걱정이 되어 그 후 임신기간 내내 변비약에 손을 대 본 적이 없습니다. "저는 지금 6개월짜리 귀여운 아들이 있어요. 아기는 제 인생을 변화시켰어요. 저는 모유를 먹이고 있고 변비약은 더 이상 사용하지 않고 있습니다. 그러나 더 이상 모유를 먹이지 않아도 될 때가 되면 다시 옛날로 돌아갈 가능성이 많다는 것을 알고 있어요."

임신해서 체중이 증가한다면 어떻게 하죠

임신 중 체중이 늘 거라는 예상은 위협적일 수 있습니다. 식이장애가 있든 없든 많은 여성은 임신 후에 몸매가 예전 상태로 돌아갈 수 있을까 걱정합니다. 우리의 치료경험에 따르면 식이장애 엄마는 식이장애가 없는 엄마와 마찬가지로 임신으로 인한 체중과 체형변화에 다양하게 반응합니다. 체중증가를 잘 견디는 사람이 있는 반면, 어떤 사람은 임신으로 인한 체중증가를 비만해진 것으로 여깁니다.

나쁜 엄마가 되지 않을까요

식이장애 여성은 많은 경우에 좋은 어머니가 됩니다. 하지만 식이 증상을 다루고 아이를 양육하는 스트레스가 가중되면 다른 부분의 희생이 따르기도 합니다. 폭식증 엄마는 완전 통제와 통제 불능의 양극단에 사로잡혀있기 때문에 아이에게 제대로 먹이는 것을 어려워 합니다.

영선의 사례

영선은 7세 된 딸을 데리고 혼자 살고 있습니다. 폭식 증상은 딸을 출산하기 전에 생겼습니다. "딸애와 함께 먹을 수가 없었어요. 그게 슬펐어요. 딸에게는 오직 나뿐이고 우리는 함께 식사해야만 했지요. 그건 제게 어려운 일이예요. 딸에게 상을 차려 주고는 분주하게 무언가를 해요. 딸아이가 식사를 마치면 상을 재빨리 치워 버리죠. 딸은 저의 행동을 의심 없이 받아들이곤 해요. 딸이 커 버린 지금 그 애는 왜 엄마가 함께 여유 있게 식사하기 어려운지를 알기 원해요. 언젠가 딸아이가 친구 집에 가보고 가족이 둘러앉아 식사하는 것이 얼마나 보기 좋았는지 이야기했어요. 또 한 가지 문제는 우리는 쪼들리고 있다는 거예요. 종종 딸애에게 돈이 없어서 이런저런 것을 살 수 없다고 이야기해요. 제가 폭식에 돈을 써 버려 딸이 갖고 싶은 것을 사 주지 못하는 것이 괴로워요."

아이들의 요구를 모두 들어줄지에 관한 일관되고 균형된 원칙을 갖는 것은 식이장애가 아닌 사람에게도 어렵습니다.

채연의 사례

채연에게는 9세 된 아들과 5세 된 딸이 있습니다. 남편이 장거리 화물차 운전사라 오랫동안 집을 비울 때가 많기 때문에 거의 혼자서 아이들을 키워야 했습니다. "두 아이 모두 상당히 힘듭니다. 아들 호재는 특히 성가십니다. 폭식하는 시기에는 아이들을 돌봐 줄 여력이 없습니다. 부엌에서 제가 마구 먹고 있는 동안 아이들이 몇 시간이고 TV를 보게 내버려 두기도 합니다. 그 시간엔 아이들에게 제대로 할 수가 없고, 아이들은 평소보다 더 심하게 장난을 치지요. 폭식하지 않는 동안에는 아이들에게 만회하려고 노력해요. 함께 책을 읽고, 공원에 가고, 친구를 초대하지요. 이 때는 아이들이 말썽을 피우면 그냥 넘어가지 않고 벌을 주기도 해요. 이런 일관되지 못한 내 태도가 아이들에게 해를 끼칠까 봐 두려워요. 호재의 담임 선생님은 아이가 학교에서 제멋대로 행동한다고 했어요. 전문가를 만나야 할 것 같아요."

당신이 엄마이고, 식이장애로 인해 자녀에게 나쁜 영향을 줄까 봐 걱정된다면 스스로에게 다음 사항을 질문해 보세요.

- 걱정이 적절한가요? 걱정하는 근거가 무엇입니까? 좋기만 한 엄마가 되려고 노력하는 것은 아닌가요? 완벽한 엄마가 되고 싶은가요? 10장에서 읽은 부정적 사고의 함정 때문에 자녀 양육에 관해서도 어려움을 겪고 있나요?

기본적으로 당신이 잘하고 있고 다른 사람에게서 아이들이 귀염성 있고 잘 크고 있다고 듣는다면 더 이상 읽을 필요가 없습니다.

하지만 아직도 걱정이 남는다면 무엇에 대한 것인가요? 아이들의 식사문제, 행동, 정서 발달 같은 것인가요?

- 문제를 파악하고 해결방안을 찾기 위해 2장에 설명된 문제 해결 방식을 이용해 보세요.

아이들의 식사가 걱정된다면 다음 사항을 염두에 두세요.

- 아이들의 식사를 제한하려 하지 마세요. 아이들은 자기가 얼마만큼 먹어야 할지 잘 압니다.
- 아이를 식이장애에서 보호하겠다고 사탕을 완전히 금지시키지 마세요. 금지하면 할수록 사탕에 대한 호기심은 더욱 커집니다.
- 매일 과일이나 야채를 많이 먹게 하세요. 하지만 아이들이 몸에 좋은 음식을 먹으라는 엄마의 권유를 따르지 않는다 해도 그리 두려워할 일은 아닙니다.

당신이 혼자서 아이를 키우고 있다면, 또는 남편이 있더라도 거의 도움이 안 된다면, 그리고 당신과 남편 둘만으로는 아이들 문제를 해결할 수 없다면 조언을 얻으세요. 도움을 창피하게 생각하지 마세요. 도움과 조언은 당신과 아이들을 어려움에서 구할 수 있습니다. 가까운 친구 중에 엄마가 된 사람이 있습니까? 그 친구에게 걱정을 이야기할 수 있습니까? 혹은 주치의가 당신을 도울 수 있을 것입니다.

더 읽을거리

Amodeo, J., & Wentworth, K. (1986). *A guide to successful relationships.* London: Arkana.

Beck, A. T. (1988). *Love is never enough. How couples can overcome conflicts and solve relationship problems through cognitive therapy.* London: Penguin Books.

Byrne, K. (1987). *The parent's guide to anorexia and bulimia.* New York: Schocken Books.

Comfort, A. (1982). *The joy of love.* London: Quartet Books.

Dickson, A. (1985). *The mirror within.* London: Quartet Books.

Friday, N. (1986). *My secret garden.* London: Quartet Books.

Norwood, R. (1986). *Women who love too much! When You keep wishing and hoping he'll change.* London: Arrow Books.

Skynner, R., & Cleese, J. (1983). *Families and how to survive them.* London: Methuen.

chapter **14**

살기 위해 일하고, 일하기 위해 살고

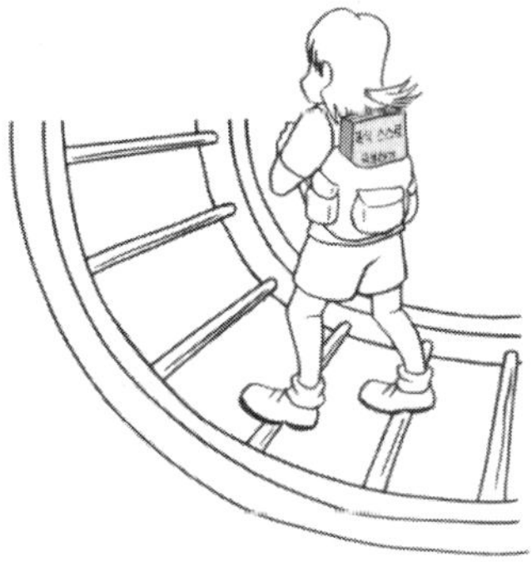

직장을 다니든, 집안일을 하든, 공부를 하든, 자원봉사를 하든 간에 일과시간 동안의 일이 있다는 것은 삶에서 중요합니다. 그 사람에게 맞는 일을 하고 있다면, 그 일은 자존감의 중요한 원천이 될 수 있습니다. 그런 일은 기쁨, 도전과 자극, 성취를 줄 수 있지만 실제로 자기 직업을 항상 좋게만 느끼는 사람은 거의 없습니다. 그러나 일이 자신에게 물질적 독립, 목적의식, 일상의 삶을 준다는 사실에 감사해야 합니다.

식이장애를 겪는 많은 사람은 직업에서 어려움을 겪습니다. 이런 문제는 여러 원인에서 비롯됩니다. 괴롭히는 상사, 과다한 업무, 낮은 급료, 동료와의 관계 또는 성 희롱 같은 어려운 여건의 결과일 수 있습니다. 때때로 폭식증 환자는 자신을 형편없다고 생각하거나 변화를 두려워하기 때문에 좋지 않은 조건의 직장에 입사하여 참으면서 계속 일을 합니다. 직장에서 일과 사람 간의 부조화로 인해 문제가 생길 수 있습니다.

흔한 문제

무직

직업이 없거나 실직한 데는 여러 이유가 있지만 그중 하나가 식이장애일 수 있습니다.

승주의 사례

승주는 19세고 어릴 때부터 간호원이 되고 싶어 했었습니다. 간호학원을 마치고 조무사로 취직했을 때 뛸 듯이 기뻤습니다. 그렇지만 상상했던 것과 전혀 달랐기 때문에 몇 주 지나 그만두었습니다. 부모는 승주의 결정을 책망했고 그녀는 쉽게 포기하지 말았어야 했다고 후회했습니다. "돈을 벌기 위해 음식점에서 아르바이트를 했어요. 주변에 널린 음식을 참을 수 없었기 때문에 그 일 또한 포기해야만 했어요. 주인은 음식이 조금씩 없어진다는 것을 눈치 채기 시작했거든요. 그러고 나서는 디자이너숍에서 점원으로 일을 시작했습니다. 그곳에서는 모든 사람이 다 날씬했고 외모에 신경을 썼어요. 그런 환경이 나에게는 힘들었어요. 전날 밤에 폭식을 한 경우에는 더 힘들었지요. 뚱뚱하고 비참하다는 느낌을 견딜 수 없었어요. 결국 그 일을 그만두었어요. 2개월간 집에서 보냈는데 폭식증은 더욱 나빠졌고 엄마의 계속되는 비난과 성화를 들어야 했어요. 구인센터에는 자주 갔지만 더 이상 면접에 응하지는 못했습니다. 이제 전 자신감을 완전히 잃어버렸어요.

직업이 없고 다시 시작하는 것이 두렵다면, 다음 사항을 생각해야만 합니다.

- 할 일이 없게 되면 규칙적인 일과가 없고 권태감으로 식이장애가 악화됩니다.
- 식이장애가 너무 심해서 종일 근무하는 직업을 할 수 없다고 느낄 수 있습니다. 정규직 직원으로 일을 하는 것이 어렵다면, 자신감을 얻기 위해 시간직이나 자원봉사라도 하는 것이 낫습니다.
- 일을 안 하는 것을 당신이 원하는 직업을 못 구해서라고 할 수 있고, 맞는 일을 찾기 위해 노력하고 있다고 할 수 있겠지만, 자신에게 정직해야 합니다. 원하는 적합한 직업을 가질 가능성이 정말 있는지 자문해야 합니다. 단지 핑계일 수 있습니다.
- 면접이 두렵다면, 이 문제를 도와줄 사람이 있습니까? 면접 상황을 역할 놀이하는 것이 유익할 것입니다. 함께 역할을 할 만큼 신뢰할 사람이 없다면, 면접에서 받을 질문의 목록을 작성해 보세요. 실직기간을 어떻게 설명할지 곰곰히 생각하세요. 각 질문에 대한 답을 준비하세요. 그리고 혼자 큰 소리로 연습하세요. 유창하고 자신감 있게 들릴 때까지 수차례 반복해야 합니다. 준비를 많이 할수록 성공할 가능성이 높으니까요.

적성에 맞지 않는 일을 하고 있어요

그만둘 수 없어서 어떤 일을 계속하고 있다면 여러 어려움이 생길 수 있습니다. 많은 식이장애 환자는 일에서 목표한 기대 수준이 매우 높습니다. 이는 부모에게 받아 온 높은 기대의 결과이거나 남을 기쁘게 하기 위해 계속 거기에 매달려 왔기 때문일 수 있습니다. 혹은 공부 잘하는 형제와의 경쟁 때문일 수도 있습니다.

은경의 사례

은경은 성적을 중시하는 가족 분위기에서 성장했습니다. 아버지는 대학 교수였고 아버지와 두 오빠는 최고의 대학에서 학위를 받았고 은경도 그럴 것으로 기대되었습니다. "우리 집에서 대학에 가지 않는다는 것은 생각할 수도 없는 일이었어요." 은경은 공부에는 관심이 없었습니다. 그리고 자신이 원하는 것을 도무지 알 수 없었습니다. "대학에 입학해서 공부에 시간을 허비해야 한다는 생각은 나를 미치게 만들었어요. 바로 사회로 나가 돈을 벌고 싶었지만 오빠들처럼 공부로 성공하는 것을 단념할 수 없다는 것을 알았지요. 가족은 공부할 수 있을 때 하지 않으면 후회하게 될 것이라고 했어요. 부모의 압력과 열심히 공부한 덕에 결국 여자대학에 입학해서 법률 공부를 시작했습니다. 부모님은 나를 자랑스러워했죠. 그건 믿기 힘든 일이었어요. 가족이 내게 잘했다고 했기 때문에 표면적으로는 기뻤어요. 그러나 속으로는 혼란스러웠어요. 법률가가 되는 것을 단념할 수 없다는 것은 확실하지만 법률 공부 등 학교생활은 재미없었어요. 대학에 가서 식이장애가 훨씬 심해졌다는 건 익히 예상했던 바였어요. 결국엔 대학을 중도 포기했습니다. 그리고 의류 코디네이터가 되어 백화점에서 일했습니다." 은경은 자신의 일을 즐겼습니다. "당시 나를 심하게 밀어붙여 인생을 낭비하게 한 부모님에 대해서 화가 나 있습니다. 내가 잘되라고 한 것임은 알지만 결국 모든 것을 망쳐놓았어요."

반면 주저하고 너무 낮게 목표를 세우면 처음에는 모르지만 나중엔 그렇게 한 자신에 대해 화가 나고 성취감을 못 느끼고 점점 일이 지루하다고 생각할 수 있습니다.

예진의 사례

예진은 수년간 은행 내 컴퓨터 통신망의 오퍼레이터로 일했습니다. 열심히 일했고 신임을 받았습니다. 1년마다 있는 직무 평가에선 항상 상급자에게서 긍정적인 평가를 받았습니다. 늦게 입사한 다른 사람은 진급을 했지만 그녀는 면접에 자신이 없어 승진 시험에 응시하는 것이 매우 두려웠습니다. 또한 폭식증 때문에 더 큰 책임이 주어진다면 견디지 못할 거라고 생각했습니다. 동시에 경험 적은 후배가 추월하는 것이 화가 났습니다. "이성적으로 생각했을 때 그들보다 더 일을 잘할 수 있다는 것을 알고 있어요. 승진에 밀리는 상황이 계속되면 더 견디기 어려울 거예요."

예진이 승진을 위해 어떻게 해야 할지를 적어 보세요. 2장을 다시 읽고 도움을 받으세요.

주혜의 사례

주혜는 영어를 전공한 총명한 여성입니다. 어릴 땐 아빠의 귀염을 독차지했고 부모는 주희에게 좋은 경력이 중요하다고 항상 강조했습니다. "아버지가 전공하신 법학이 아닌 스페인어를 전공하겠다고 하자 부모님은 상당히 실망했습니다. 졸업 후 출판사에서 일했으나 식이장애 때문에 잘할 수가 없었습니다. 그래서 임시직으로 일을 하다 말다 했습니다. 주혜는 일이 따분했기 때문에 직장이 즐겁지 않았습니다. 주혜는 막연히 방송 쪽에서 일을 하길 원했으나 자신이 없어 시도할 수 없었습니다. "지원했다 실패한다면 예전보다 더 나빠질 것이라 느꼈죠. 만약 내가 다른 직업을 갖고자 한다면 가족이 좋아하지 않을 것이라는 것을 알고 있고, 난 그런 상황을 견뎌 내지 못해요. 막상 모집 공고를 보고 응시하려고 하면 과연 해낼 수 있을지 너무나 두려워져요. 제가 우유부단의 덫에 걸려 있음을 느껴요." 주혜는 식이장애를 치료 받으러 전문 클리닉에 내원했습니다. 임시직으로 일을 하면서 많은 시간을 허비해 온 사실과 그간의 경력에 비추어 방송 분야에서 선망하는 직업을 갖는다는 것은 비현실적 희망임을 알게 되었습니다. 문제해결 방법을 통해 곰곰이 생각한 뒤 방송국 일반직에 응모하기로 결정했습니다. 왜냐하면 이 일은 그녀의 관심 분야를 가까이서 볼 수 있게끔 해 주고 더 가까이 가길 원하는지 알 수 있게끔 해 줄 것이었기 때문이었습니다.

- 주혜처럼 당신이 향후 직장을 결정하기 위해 문제해결방법(2장 참고)을 이용해 보세요.

일중독

어떤 사람은 깨어 있는 모든 시간을 일하는 데 바칩니다. 실제로 이런 생활을 즐기는 사람은 드뭅니다. 만약 당신이 이 드문 사람에 속한다면 더 이상 읽을 필요가 없습니다. 그렇지만 대부분의 일중독자는 실패하지 않기 위해 또는 완벽주의 사고(내가 전적으로 바치지 않는다면 사람들은 나를 쓸모없는 사람으로 생각할 것이다.) 때문에 지나치게 일에 몰두합니다. 10장을 다시 읽으세요. 성공과 완벽주의를 위한 전력질주가 어디에서 근원하는지 생각해 보세요. 과로의 대가는 식이장애의 악화가 될 수 있습니다.

시연의 사례

시연은 회계사 수습생입니다. 시연은 하루 12시간씩 일하는 것을 당연시하는 회사에서 일했습니다. 마감시간을 맞추기 위해서 주말에도 일을 해야 했습니다. 게다가 그녀는 회계사 시험공부도 하고 있었습니다. 일하면서 쉬어 본 적이 없습니다. 저녁때 집에 오면 숨을 돌리기 위해 술 몇 잔이 필요했고 그런 후엔 폭식을 하곤 했습니다. 더 이상 계속할 수는 없다고 느꼈습니다. 치료 받으러 가는 것도 일을 빠져야 하는 것으로 인해 어렵게 생각되었습니다. 압박감의 상당 부분이 자신에서 비롯된 것이라는 것을 깨닫기까지는 시간이 걸렸습니다. 그녀는 동료보다 더 열심히 일했습니다. 중간에 쉬어 본 적이 없기 때문에 너무 피곤해서 집중할 수가 없어서 업무 효율이 낮았습니다. 치료자는 하루에 세 차례 휴식 시간을 갖고 휴식 시간에 간식을 먹게끔 조언했습니다. "쉬면서 하는 것이 어려웠어요. 휴식이 없이는 더 이상 일을 할 수 없다고 거듭 자신에게 말해야만 했지요. 휴식 없이 계속 일해야 할 것 같은 충동이 늘 있었어요." 시연은 휴식시간을 갖는 것을 일상화하면서 훨씬 더 효율적으로 일을 하게 되었고, 다시 일을 즐길 수 있게 되었습니다. 저녁때 있던 폭식 증상은 점차 감소되었습니다.

지나칠 정도로 열심히 일하는 것은 심한 책임감이나 의무감의 결과일 수 있습니다.

인홍의 사례

인홍은 맏딸입니다. 수년간 인홍의 부모는 작은 식당을 마련하고자 정말 열심히 일을 했습니다. "당신들보다 자식들이 더 나은 삶을 살게끔 그렇게 한다고 항상 말하셨지요." 인홍은 간호원으로 일하면서 부모님과 함께 살았습니다. 부모의 은혜에 대한 보답으로 부모님을 도와드려야 한다고 느꼈고, 쉬는 날에는 식당 일을 도왔습니다. 그렇게 하다 보니 간혹 여가가 생겨도 피곤해서 외출할 수 없었고 대신 잠자거나 폭식했습니다. 여동생들은 그녀보다 부모님을 덜 도왔습니다. 바로 밑의 동생은 대학생이었는데 자기는 너무 바빠 도울 수 없다고 말했고 막내는 자유롭게 생활하고 늦게 들어오곤 했습니다. "부모님은 나에게 동생들은 정말로 이기적이라고 불평했습니다. 저녁이면 동생들은 핑계를 대고 빠져나가고 식당의 잔일은 나에게 떨어졌습니다." 인홍은 부모님의 기대를 저버리는 것 같았기 때문에 자신이 원하는 대로 할 수 없다고 느꼈습니다.

일을 많이 하는 습관이 있다면, 당신의 의무와 원하는 것 간의 균형에 문제가 있는 것입니다. 8장을 다시 읽어 보세요.

직업에 만족하나요

당신의 직업이 불만스럽다면 1장의 폭식증 손익계산서에서와 같은 방법으로 직업의 긍정적인 면과 부정적인 면을 모두 써 보세요. 5년 뒤 어디에 있고 싶은 지를 자신에게 물어보는 것도 가치 있습니다.

수진의 예를 생각해 봅시다.

수 진 의 사 례

대학 졸업반 때 은행에서 인턴사원으로 일을 시작했습니다. 식이장애는 이때 시작되었고 생활이 점점 불행해졌습니다. 다음은 그녀가 계속할지를 고려한 대차대조표입니다.

[1] 나의 득과 실

1. 긍정적: 수입이 괜찮고 필요할 때 싼 이자로 대출을 받을 수 있다.
2. 부정적: 일이 쉬우나 단조롭고 재미가 없다.
3. 부정적: 뭔가를 자발적으로 솔선해서 할 기회가 주어지질 않는다. 이보다는 학교에서 조교를 하는 것이 낫다.
4. 긍정적: 계속한다면 정식 입사의 기회가 있다.
5. 부정적: 점점 더 컴퓨터화되면서 감원될지 모른다. 수습기간에 탈락되기도 한다.
6. 부정적: 집에서 멀어서 혼잡한 대중교통을 이용하느라 출퇴근길에 3시간을 허비한다. 그래서 퇴근 후에 아무것도 할 시간이 없다.

[2] 다른 사람의 득과 실

1. 긍정적: 부모님은 내가 은행에 취직해서 생활비를 보태 드리면 좋아할 것이다.
2. 긍정적: 아버지는 친구들에게 내가 금융업종에서 일한다고 자랑할 수 있을 것이다.
3. 부정적: 더 이상 집안일을 도울 시간이 없다.

[3] 나에 대한 인정이나 실망

1. 부정적: 내가 하는 일이 사람들을 돈을 빌리게끔 유혹하는 일이라는 것이 싫다.
2. 부정적: 금융업종이 너무나 물질적이라는 사실이 화가 난다. 모든 것이 이윤추구를 위한 것이다.
3. 부정적: 사람을 잘 다루는 내 장점을 쓸 기회가 없다.
4. 부정적: 상상력이나 창조적 생각을 발휘할 수 없다.
5. 긍정적: 은행에서 파트타임 일이 가능하다면 앞으로 아이가 있더라도 이 일에 복귀할 기회가 있을 것이다.

4 다른 사람의 인정이나 실망

1. 긍정적: 부모는 은행에서 일하는 나를 자랑스러워한다.
2. 부정적: 친구들은 내 일이 하찮다고 얕보는 편이다.
3. 부정적: 고객이 불만이 있거나 화가 나 있을 때 상대해야 하는 것이 싫다. 현금 자동지급기가 고장 났거나 입출금내역이 부정확하거나 창구에서 오래 기다려야 한다고 화를 내는 고객을 항상 대면해야 한다.

당신 직업에서 긍정적인 것보다 스트레스, 어려움, 해가 더 많다면 지금이 변화를 가져야 할 때입니다. 해결을 위해 여러 아이디어를 생각해 최선책을 찾는 것이 어떻겠습니까?

직업에 대한 효과적인 결정을 하기 위해서 2장의 7단계 문제 해결 방식을 밟아 보세요.

- **1단계**: 현재 당신 직업에 있어서의 문제를 구체적으로 정의하세요.
- **2단계**: 하고 싶다고 생각되는 대안을 써 보세요. 아이디어에 대한 검열과 삭제 없이 브레인스토밍을 해 보세요(아버지가 좋아하지 않을 거야. 실패할 거야라는 목소리를 무시하세요.). 엉뚱한 상상, 우스꽝스러워 보이는 해결책이라도 포함할 수 있습니다. 질보다 양이 중요합니다. 이 같은 초기의 생각은 나중에 조합하고 정리할 수 있습니다.
- **3단계**: 생각해 낸 대안의 장점과 단점을 쓰세요. 당신이 생각한 몇 가지 대안은 그 일이 실제로 어떤 것인지를 알기 위해 조사

가 필요할 수 있습니다.

• **4단계**: 가능한 대안을 우선순위대로 나열하세요.

이제 원하는 것과 현실성이 있는 것이 더 명확해질 겁니다.

더 읽을거리

Back, K., & Back. K. (1982). Assertiveness at work. New York: McGraw Hill.

Edelmann, R. J. *Interpersonal conflicts at work*. Leicester: BPS Books.

Fontana, D. (1993). *Managing time*. Leicester: BPS Books.

Fontana, D. (1990). *Social skills at work*. Leicester: BPS Books.

chapter **15**

이제 여행이 끝났나요

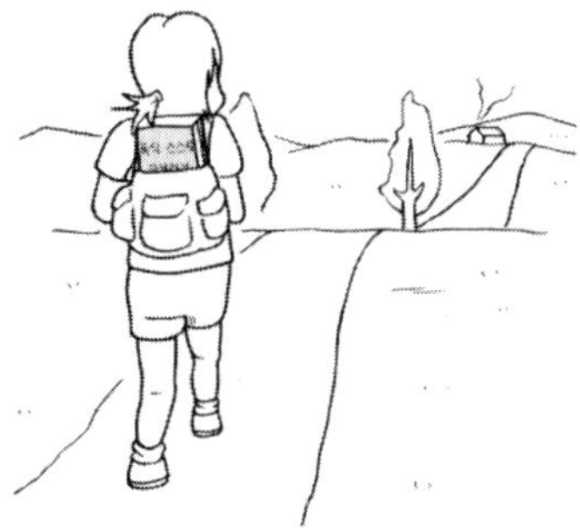

이 책을 끝까지 읽으면서 어떻게 느꼈는지 자신에게 솔직하게 물어보세요. 도움이 되었고 회복을 향한 여정을 나아갈 수 있었다면 잘 해낸 것입니다. 이제는 힘들게 일한 후의 편안한 휴식과 여유를 즐기세요. 한편 앞으로 만날 장해물에 대비하세요. 나아간다는 게 문제가 없어진다는 것을 의미하는 게 아닙니다. 그보다는 문제를 다루는 데 자신이 생겼다는 느낌, 새로운 것을 시도하고 다른 각도에서 문제를 볼 수 있게끔 용기가 생기고 준비되었다는 느낌, 더 이상 다이어트의 악순환, 폭식의 혼돈, 끊임없이 남의 마음에 들고자 노력하는(자신을 혹사하고 괴롭히는) 정형에 사로잡히지 않음을 말합니다.

여전히 폭식증으로 고생하고 있다면

아무것도 변한 게 없고 앞으로도 변하지 않을 거라 느낀다면 이 책을 적절히 사용했는지를 반문해 보세요. 폭식하듯 급하게 읽어 버리고는 책이 유용하지 않다고 단언하지는 않았는지요? 좀 천천히, 장별로 다시 읽어 보도록 하십시오. 그 과정이 따분하고, 짜증나고, 지루하고, 어려워 보일 수 있습니다. 가장 성공한 사람이란 실패를 직면했을 때 포기하지 않는 사람이라는 것을 알고 있겠지요? 그렇다면 다시 시작해 보세요.

마술 같은 기대

"책에 있는 많은 여성의 이야기와 내 경우는 같지 않아요. 내 문제는 달라요. 문제를 바꾸기 위해 아무것도 할 수 없어요. 단지 선택받은 사람만이 쉽게 해결할 수 있어요."라고 말할지 모릅니다. 그 생각이 옳고 당신은 전문가의 도움이 필요할지 모릅니다. 하지만 그것은 회복에 이르는 여정의 어려움에 직면하지 않으려는 핑계에 지나지 않을 수 있습니다. 곰곰이 생각해 보면 당신이 어느 쪽에 해당하는지 알 수 있을 것입니다.

지나친 의무감에 힘든 생활

그간 아무런 변화가 없었던 이유는 생활에서 힘들고 어려운 많은 것이 계속되고, 이 모든 것을 마술처럼 단번에 해결해 버릴 수 없을 것 같은 자포자기의 심정 때문일 수 있습니다.

문제 해결에 관한 장(2장)으로 가서 다시 생각해 보세요. 당신에게 집중할 수 없도록 그렇게 많은 시간과 에너지를 허비하게 하는 것이 무엇입니까? 대인관계? 일? 공부? 아이들? 다음 식으로 생각해 보세요. 목수는 집을 짓기 전에 기초 작업을 해야만 합니다(예, 집터를 고르고, 재료를 구하는 것 등). 이런 준비 없이 본격적인 집짓기 작업은 불가능합니다.

복자씨 사례

복자 씨는 50세의 여교사입니다. 남편과 십대 아들 둘과 살며 늙고 병드신 아버지를 돌보고 있습니다. 아버지가 편안한지 확인하기 위해 밤에 수시로 일어나야 했고 그 때문에 그녀는 완전히 기진맥진했습니다. 남편과 아이들은 그녀에게 협조적이라 했습니다. 3년 전 어머니가 돌아가실 때에도 마찬가지로 그녀는 헌신적으로 어머니를 보살폈습니다.

복자 씨는 하루에도 몇 번씩 폭식했지만, 왜 이런 일이 일어나는지 이해할 수 없었습니다. 우리가 이 책을 그녀에게 주었으나 복자 씨는 자신의 문제는 책에 있는 문제와는 다르다고 느꼈습니다. 책의 사례에 나온 여성은 젊고 자신과는 비슷한 점이 별로 없다고 말했습니다. 자신은 구토증상이 없는데도 구토하는 사람들과 한통속인 것처럼 취급되는 것 같아 화를 냈습니다. 치료자와의 면담을 통해 남편과 아이들이 그녀에 대해 동정적이기는 하지만 실제 힘든 일에는 거의 도움이 되지 못함이 명백히 드러났습니다. 남편뿐 아니라 13, 15세인 애들은 집에서는 아무것도 하질 않았습니다. 복자 씨는 남편 수발, 자녀 방 청소, 식사 준비를 포함한 거의 모든 집안일을 해야 했으며 학교에 나가 아이들을 가르쳐야 했습니다. 그녀는 총명하고 박식했지만 자신에게 폭식은 긴장과 스트레스를 해소시켜 주는 유일한 방법이라는 것을 인식하지 못했습니다. 복자 씨는 자신을 위한 시간이 없었고 의무감에 끌려 다녔습니다. 이 책을 읽는 것이나 치료 받으러 병원에 가는 것을 도움이 되는 일이기보다는 또 하나의 귀찮은 허드렛일이나 압박으로 여겼습니다.

당신이 복자 씨와 어느 정도 비슷하다면, 인생을 변화시키고 섭식문제에 집중하기 위해 해야 할 기초 작업이 무엇인지를 생각해 보세요.

회복: 미지로의 여행

오랫동안 식이장애를 앓아 왔거나 뿌리가 깊다면, 당신의 습관을 변화시키는 것이 미지의 세계로의 여행처럼 불안과 두려움을 초래할 수 있습니다. 당신이 변한다면 감당할 수 없는 변화가 산사태처럼 덮칠까 봐 두려울지도 모릅니다. 여기에 대처할 수 있는 게 정말 아무것도 없습니까? 식이장애 환자들의 모임에 참가하는 게 도움이 될 것입니다. 전문 클리닉을 통해 그러한 모임이 있는지 알아보세요. 또는 전문가와 상의하세요. 그 모임에 이 책을 가지고 가세요. 지금까지 혼자서 최선을 다했으나 본격적인 회복의 여정을 시작하는 데는 길잡이의 올바른 도움이 필요합니다.

어떤 이야기이든지 또 당신이 어떤 상태이든지 우리는 당신에게서 이야기를 듣고 싶습니다. 이 책을 어떻게 이용했는지, 도움이 된 것은 무엇이고 그렇지 못한 건 무엇인지, 식이 문제를 어떻게 극복할 수 있었는지, 무엇 때문에 좋아지지 못했는지 말해 주세요. 저희에게 직접 편지를 보내 주셔도 됩니다.

Dr. Ulrike Schmidt and Dr. Janet Treasure
Eating Disorder Unit, Maudsley Hospital
Denmark Hill
London SE5 8AZ

부 록

식사 일기

날짜:

시간	무엇을, 얼마나 먹었는지	B	V	L	선행요인 및 결과

B=폭식, V=구토, L=변비약, 이뇨제

국내 섭식장애 네트워크

☞인제대학교 서울백병원 섭식장애 클리닉 (http://paik.ac.kr/eatingclinic/)

* 서울시 중구 저동2가 인제대학교 서울백병원 섭식장애 클리닉/(02) 2270-0063

☞백상 신경정신과 식이장애 클리닉(http://www.npspecialist.co.kr)

* 서울시 강남구 역삼동 637-19 덕원빌딩 4층/(02) 3452-9700
* 서울시 구로구 고척1동 94-8 장미상가 2층/(02) 2686-6449
* 서울시 강서구 화곡6동 1107 VIP오피스텔 4층/(02) 2696-0913
* 경기도 성남시 분당구 금곡동 158 미도프라자 5층/(031) 715-8900

☞나눔신경정신과 식사장애 클리닉 (http://diet-clinic.com)

* 서울시 서초구 방배동 910-13 서경빌딩 6층/(02) 588-2555
* 서울시 관악구 봉천동 대성빌딩 3층/(02) 3445-0606

주) 섭식장애에 관한 전문화된 치료 프로그램을 운영하는 국내 전문클리닉의 네트워크입니다.

I·N·D·E·X

찾아보기

저자 소개

Ulrike Schmidt

정신과 의사로서 런던대학교 킹스칼리지 섭식장애 연구소를 이끌고 있다. 현재 런던 모슬리병원에서 매년 수백 명 이상의 섭식장애 환자를 치료하고 있으며, 섭식장애 환자와 보호자를 위한 효과적인 치료방식을 개발하여 최근 영국 정부로부터 치료 혁신상을 수상하였다. 섭식장애 외에도 정신질환의 심리학적 치료에 관한 많은 연구논문을 발표하였다.

Janet Treasure

정신과 의사로서 30년 이상 섭식장애 치료에 종사해 오고 있다. 현재 런던대학교 킹스칼리지 교수로 재직 중이며, 모슬리병원 및 런던 남부 지역의 섭식장애 치료를 책임지고 있다. 세계적으로 섭식장애 분야의 치료와 연구를 선도하고 있으며, 국제 섭식장애 학회에서 지도자상을 수상하였다. 섭식장애에 관한 수백여 편의 연구논문과 환자, 보호자 및 치료자를 위한 다양한 책자를 저술하였다.

역자 소개

김율리

연세대학교 의과대학 졸업 및 동 대학교 대학원 졸업(의학박사)
연세의료원 정신과 수련
성균관대학교 의과대학 삼성서울병원 임상전임의
런던대학교 킹스칼리지 섭식장애 연구소 연구전임의
축령복음병원 및 서울시립축령정신병원 정신과장
현재 인제대학교 의과대학 서울백병원 신경정신과 교수
　　서울백병원 섭식장애클리닉 담당전문의

[홈페이지] http://paik.ac.kr/eatingclinic/

강희찬

서울대학교 의과대학 졸업 및 동 대학교 대학원 졸업(의학박사)
서울대학교병원 정신과 수련
영국 레스터대학병원 식이장애병동 임상연구전임의
영국 모슬리병원 및 베들렘로얄병원 식이장애병동 연수
현재 백상신경정신과 식이장애클리닉 원장
　　서울대학교 의과대학 정신과 초빙교수
　　성균관대학교 의과대학 정신과 외래교수

[홈페이지] http://www.npspecialist.co.kr

폭식 스스로 치료하기

Getting Better Bit(e) by Bit(e): ASurvival kit for Sufferers of Bulimia Nervosa and Binge Eating Disorders

2018년 2월 18일 1판 1쇄 발행
2017년 9월 25일 1판 4쇄 발행

지은이 • Ulrike Schmidt · Janet Treasure
옮긴이 • 김율리 · 강희찬

펴낸이 • 김 진 환
펴낸곳 • (주) 학지사
04031 서울특별시 마포구 양화로 15길 20 마인드월드빌딩 5층

대표전화 • 02) 330-5114 팩스 • 02) 324-2345

등록번호 • 제313-2006-000265호

홈페이지 • http://www.hakjisa.co.kr
페이스북 • https://www.facebook.com/hakjisabook

ISBN 978-89-5891-622-2 03180

정가 **14,000**원

역자와의 협약으로 인지는 생략합니다.
파본은 구입처에서 교환하여 드립니다.